テキストブック

生命倫理

［第2版］

霜田 求 編

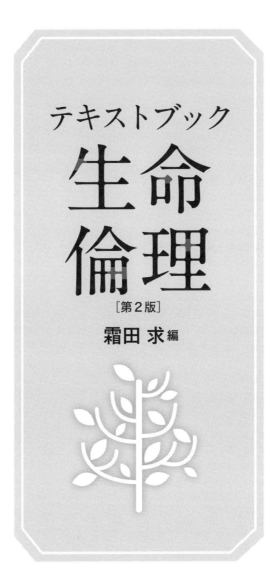

法律文化社

第2版 はじめに

　本書が生命倫理学のテキストとして刊行され、多くの医療・福祉分野の授業担当者により教科書として採用され、専門・一般教養教育に貢献できたことは、執筆者一同にとって喜ばしいかぎりである。医療・福祉関係の職に従事することを目指す学生にとってはもちろん、それ以外の学問分野の学生にとっても、社会問題としての生命倫理諸課題について考える機会となったものと思われる。各章末の〈問と応答〉は、受講学生の授業への積極的参加を促すことにつながっていることが期待されるので、引き続き活用いただければ幸いである。

　初版刊行（2018年）以来、医学・生命科学研究の進展、関連する法律・指針・政策を含めた社会情勢の変化を踏まえて、改訂版の準備を進める中で、2020年初頭からの新型コロナ・ウイルスの世界的大流行がもたらした社会・経済への甚大な影響、医療・介護の現場の苛酷な状況という事態に遭遇した。そこでは、医療資源の配分と対応優先順位をめぐる方針決定、個人の自由・行動制限や集団による規制・強制介入の是非、政策のリスク／ベネフィット比較考量などが問題となった。これらは、従来から問われ続けてきた生命倫理の基本課題と重なるものであり、各章で取り上げるトピックを検討する際に少なからぬ示唆を与えると考えられる。

　今回の改訂は、基本的な骨格は維持しつつ、新たな事項を盛り込んで内容のさらなる充実を図った。読者諸氏による意見・批判を仰ぎたいと思う。

2022年1月

霜　田　　求

はじめに

　本書は、医療・福祉系の大学・専門学校の基礎・専門教育や、学部学科専攻を問わず一般（共通）教育のテキストとして使用されることを目的に作成されている。

　将来、医療福祉関係の職に従事する学生にとって、臨床（医療施設、介護福祉施設、地域・在宅）の現場で日々起こっている出来事について、それぞれの背景・原因・問題点、さらには対処法・予防・対策など、学ぶべきことは膨大であり、それらの知識は患者・サービス利用者やその家族になる可能性のあるすべての学生にとっても有益であると言えるだろう。

　また、医療・医学の進歩のための営み（研究活動・臨床実践）に要請されるルール（研究倫理・研究公正）、少子高齢化、医療福祉財政の逼迫、経済格差などの社会状況を踏まえた公共政策としての医療福祉（健康・保健・公衆衛生）のあり方、さらにはゲノム・遺伝子、再生医療、脳科学、ロボットなど先端医療技術の進展などに関するリテラシー（情報を読み解く力）は、この時代を生きる上で必須である。

　近年、高等教育において一方的な講義形式ではなく受講者が能動的に参加するタイプの授業（アクティブ・ラーニング）が推奨され、各教育機関においても取り組みが進められている。ディベートやグループワークなど様々な形態が試みられているが、本書では〈問と応答〉という形でそのための素材を提示している。生命倫理の多くのトピックが異なる価値観に基づいた意見の相違・対立を伴うものであることを踏まえ、各章における主な論点を〈問〉として設定し、それに対する〈応答〉が想定可能な複数の選択肢として示される。受講者はそれぞれの妥当性・根拠を吟味した上で自分自身の見解を明確化し、それを文章化ないし口頭発表（プレゼンテーション）へと展開することが促される。

　執筆者一同、本書が生命倫理を学ぶ人に意義あるものとなることを祈念している。

2018年1月

霜　田　　求

目 次

執筆者紹介

（執筆順、◎は編者）

西村　高宏 にしむら　たかひろ	福井大学学術研究院医学系部門准教授	第1章
吉村理津子 よしむら　り　つ　こ	京都女子大学大学院研修者	第2章
服部　俊子 はっとり　とし　こ	大阪公立大学大学院都市経営研究科准教授	第3章
森本　誠一 もりもと　せいいち	大阪大学大学院理学研究科招へい研究員	第4章
森　　芳周 もり　　よしちか	阪南大学経営情報学部准教授	第5章
福田八寿絵 ふくだ　や　す　え	鈴鹿医療科学大学薬学部教授	第6章
樫本　直樹 かしもと　なお　き	産業医科大学医学部講師	第7章
小林　珠実 こばやし　たま　み	神奈川県立保健福祉大学保健福祉学部准教授	第8章
糸島　陽子 いとじま　よう　こ	滋賀県立大学人間看護学部教授	第9章
堀田義太郎 ほった　よし　た　ろう	東京理科大学理工学部准教授	第10章
大橋　範子 おおはし　のり　こ	大阪大学データビリティフロンティア機構特任助教	第11章
岩江　荘介 いわえ　そうすけ	宮崎大学医学部医学科准教授	第12章
◎霜田　　求 しも　だ　もとむ	京都女子大学現代社会学部教授	第13章
加藤　　穣 か　とう　ゆたか	滋賀医科大学医学部医学科医療文化学講座教授	第14章
遠矢　和希 とおや　わ　き	国立がん研究センターがん対策研究所 生命倫理・医事法研究部主任研究員	第15章
大北　全俊 おおきた　たけとし	東北大学大学院医学系研究科准教授	第16章

第Ⅰ部

医療・生命と倫理

第1章 生命倫理の基本構造

西村　高宏

■ はじめに

　本章では、生命倫理の基本的な構造を示す。構造の骨子は、その成立過程と問題圏、さらにはそこにおいて軸とされる方法や理論、そして文化・宗教的な背景などである。最後に、生命倫理が抱えるいくつかの課題についても簡単に触れる。

　生命倫理（bioethics）とは、もともとギリシア語で生命・いのちを意味するbios と習俗・倫理を意味する ethike の 2 つの言葉を合わせた合成語で、広義のライフサイエンスとヘルスケア領域における倫理的な諸問題を、様々な学問領域の垣根を超えた学際的な協力関係のもとで捉えようとする体系的学問およびその実践と言える。生物医学などにおける技術的革新が顕著となった1960年代後半から形成され、医療従事者と患者間における個々の診療（臨床）の場面に限らず、脳死からの臓器移植、安楽死・尊厳死、さらには生殖補助医療技術や医学研究などといった社会全体に幅広く関係する領域において、〈いのち〉の取り扱いの是非をめぐる個人的な価値判断や公共政策に関する諸問題を扱う。

1．生命倫理の成立過程

（1）歴史的な背景

　生命倫理の端緒を1960年代に見定めるのはある意味において妥当と思われる。というのも、1960年代は、人工透析装置や人工呼吸器などといった医療機器類の技術革新に始まり、臓器移植や出生前診断、遺伝子工学などの領域にもめざましい成果が見え始めた時期だからである。またこの時期は、いわゆる公民権運動やフェミニズム運動などといった人権運動の活発化にくわえて、科学的発展の裏側で生じつつあった環境破壊の危険性を告発したレイチェル・カーソンの『沈黙の春』（1962年）が出版されるなど、人間を含め、〈いのち〉の取り扱いの是非を根本的に問い直すための環境が整えられつつあった時期とも言

える。そして、このような医療技術の発展や人権に関わる社会運動などを背景にして、これまで医師の職業倫理といった文脈で捉えられてきた伝統的な医療倫理の枠組みにも当然のことながら修正が迫られてくることになる。生命倫理は、まさにそういった従来の伝統的な医療倫理に対する根本的な変革の要請に応えていくなかで、徐々に自らの体裁を整えてきたと言える。

（2）「生命倫理」誕生の〈負の要因〉

　20世紀に入ると、患者や社会に対する医療者の義務などといった従来の医療倫理的な側面だけでなく、患者（被験者）の権利に関する法的および倫理的な意識が顕著に見え始める。それを後押ししたものの1つに、第二次世界大戦時下のナチスに加担した医師の非人道的人体実験に対する反省、すなわちニュルンベルク継続裁判とニュルンベルク綱領という〈負の要因〉がある。

　ニュルンベルク綱領とは、ナチスの非人道的人体実験を裁いたニュルンベルク継続裁判の後、1947年に制定された「道徳的・倫理的・法律的概念を満たすために従うべき基本的原則」のことである。そこでは、医学的な実験においては何よりも「被験者本人の自発的な同意が必要である」ことが明記され、この「被験者の自発的意思」の尊重が臨床研究に関する基本的な構えとして据え付けられることになる。ちなみに世界医師会（WMA）は、1964年に開催した総会において、このニュルンベルク綱領の考えをもとに「ヘルシンキ宣言」（「ヒトを対象とする医学研究の倫理的原則」）を採択し、そのうちの「被験者の知る権利」、「拒否する権利」、そして「自発的同意」に関わる項目を1975年の修正（東京総会）において初めて「インフォームド・コンセント」という言葉で言い表している。

2．米国における「バイオエシックス」

（1）「バイオエシックス」誕生のきっかけ

　従来の医療倫理や生物医学倫理の問題圏をさらに押し拡げ、そこに様々な専門家の関心や視点を新たに呼び込むことを可能にしたのは、それらの用語とは別に、米国において新たに「バイオエシックス」という造語が導入されたこともその一因として挙げられる。もちろん、バイオエシックスの成立過程を米国に限定的なものとして理解しようとするアプローチに対しては、それが「近視

眼的（myopia）」にすぎるという批判も当然ありうる。しかし、新たにバイオエシックスという言葉がつくられるだけの問題意識や危機感、そしてそれを後押しするだけの時代的な背景がとくに米国にあったことは否定できない。

　バイオエシックス誕生のきっかけとなったのは、1960年代の医療技術の進歩に伴い、これまでにない新たな社会的ディレンマが米国において生じてきたことが挙げられる。その一例として、1962年に『ライフ』の記事で明らかにされた人工腎臓技術の実用化に伴う限られた医療資源の分配の問題、すなわち「患者の人間としての社会的価値」に依る〈いのち〉の選別の問題がある。慢性の腎臓病患者用に開発されたばかりで台数に限りのある人工透析機器を誰が優先的に利用するのか、生きることを許される患者と許されない患者とをどのようにして、また何を基準に選別するのか。これは、医療の問題がもはや医師の職業上のディレンマではなく、確実に社会全体にとってのディレンマとなったことを物語っている。また、米国においてバイオエシックスという新たな学問領域が誕生してきた背景には、1960年代以降明らかにされてきた人体に対する一連の非倫理的な医学実験への反省から芽生えてきた、患者・被験者の権利に対する明確な問題意識が働いていたことも忘れてはならない。

（2）米国「バイオエシックス」の特徴

　患者・被験者に対する権利意識は、70年代に入るとさらに拡大し、人体実験に関する論争もいっそう加速する。その一番の要因には、米国厚生省管轄の連邦政府公衆衛生局が、1932年から72年にかけて、アラバマ州タスキーギにて黒人男性に対し行なってきた梅毒の自然経過研究に関する告発記事が掲載されたことが挙げられる。この報道をきっかけに、米国厚生省は人体実験に際しての安全性確保やインフォームド・コンセント取得手続きの適切性を審査する「審査委員会」の設置を義務付け、最終的に、1974年7月、連邦議会において、医学における人体実験に対する連邦レベル初の規制法、「国家研究法」を成立させる。そして、この「国家研究法」を拠り所にしながら、米国におけるバイオエシックスの2つの特徴が徐々に形成されてくる。その1つ目の特徴が、医学研究に対しては「場合によっては法的規制も含め、外部的な規制策を提示しなければならない」という「規制の倫理」であり、2つ目の特徴が、「人間を被験者として含む生物医学および行動科学研究を実施する際に基礎となるべき基

本的な倫理原則を明らかにし、遵守されるべき研究のガイドラインを明らかにすること」である。

　1979年、これらの任務の成果として『ベルモント・レポート』が公にされる。また同年、そこでの成果を踏まえて、『生物医学の倫理学の諸原則』という書物がトム・L・ビーチャムとジェイムズ・F・チルドレスによって出版され、「生物医学に応用されるべき道徳的諸原則」として「自律尊重」、「無危害」、「善行」、「正義」の4原則が明確に提示される。

（3）4原則の内容と問題点

　自律尊重の原則は、他人の価値観や指図による支配的統御を受けることなく、患者自身の価値観や信念に基づいて医療方針の決定がなされるよう支援することを意味する。ただし、ここで言われる自律的な選択はあくまで患者の権利であって、必ずしもそうしなければならないといった義務とは異なるものであることには配慮が必要である。無危害の原則は「患者や家族に対して危害となるような行動ならびに危害のリスクを負わせることを意図的に控える」ことを求める。善行の原則は「患者の利益」のために行為すべきであることをわれわれに要請する。しかしながら、それらにおいては、そもそも患者にとっての害や利益をどう捉えればよいのかといった根本的な問題が潜んでいる。

　正義原則は、限りある医療資源の配分などが問題になる際にとくに重視される。この原則は、端的に言って社会的な負担や利益は正義に従って分配すべきであると説くが、そのためには、あらかじめその正義の実質的内容が特定されておかなければならない。すなわち、そこで前提とされている正義とは一人ひとりに同じ量だけを分配することを指すのか、それぞれの人の必要度に応じて差異を設けた分配のことを指すのか、あるいは社会に対する貢献度、もしくは努力に応じた分配のことを意味するのかが事前に吟味されておく必要がある。

3．生命倫理の問題圏

　生命倫理が問題にする範囲は幅広くしかも多岐にわたるが、少なくともそこには以下のような項目が含まれる。

（1）〈死〉や〈終末〉の場面をめぐって

　〈死〉の場面における生命倫理的な問題としてまず挙げられるのが、いわゆ

る脳死をめぐる諸問題と脳死下での臓器移植の是非であろう。脳死は従来の死の判定（呼吸停止、心臓停止、瞳孔散大の三兆候死）には適合しないため、そもそもこのような状態を「人の死」と捉えてよいのかについて根本的な議論が展開される。そして、〈終末〉の場面で言えば、安楽死・尊厳死の観点から「人間らしく死ぬこと」や「人間の尊厳」の意味、いたずらな延命治療の是非、さらには「死の自己決定（権）」や「リビング・ウィル（生前意思）」などの諸問題について倫理的に吟味されることになる。

（2）〈誕生〉の場面をめぐって

〈誕生〉の場面における生命倫理的な諸問題は、いわゆる生殖補助医療技術（ART）などの不妊治療に関わる領域と、出生前診断や着床前診断（受精卵診断）などといった、出生前に胎児や受精卵に異常がないかを診断する領域とに大別することができる。もちろん、出生後に重度の障害を抱えた新生児の治療の差し控えや停止といった倫理問題についても議論される。

生殖補助医療技術の領域で言えば、代理出産の問題など、そもそも女性を生殖の道具として利用することの倫理的妥当性や、さらにはそれをビジネスとして展開することの是非などが問われる。出生前診断の領域では、検査の結果が優れない場合、多くのケースでそれが選択的な人工妊娠中絶へと繋がっている実態もあることから、この検査技術そのものが生きる価値のある者とそうでない者とをふるい分ける〈いのちの選別〉を助長する技術となっているのではないか、などの指摘もある。

（3）先端医療技術

今日、一般的に先端医療技術として数え入れられるものには、遺伝子診断や遺伝子治療、さらにはゲノム創薬などといった遺伝医学に関わる領域や、骨や血管などの組織再生（療法）に関する研究およびその臨床応用、または外科手術の支援を行なう医療用ロボットなどの人体への機械工学的介入などがある。なかでも、とくに倫理的に大きな問題を孕んでいるのがいわゆる再生医学（医療）領域と言える。

再生医学（医療）において利用される幹細胞には、組織に存在する体性幹細胞、胚盤胞の内部細胞塊を培養して作成されるES細胞（胚性幹細胞）と、組織の細胞に因子を導入して作成されるiPS細胞（人工多能性幹細胞）がある。しか

し、ES細胞については採取の過程でヒトの萌芽である受精卵を破壊すること、またiPS細胞についてはそれをもとに生殖細胞の作製が意図されていることなどが指摘され、いずれの場合においてもその倫理的な問題性が強く懸念される。

4．生命倫理の方法と理論
（1）生命倫理の方法

上記のような生命倫理の諸問題について深く考察していくためには、少なくとも以下の3つの手続き（方法）は留意しておく必要がある。

①　事実を正しく理解する

生命倫理は学際的な協力関係に基づく体系的学問およびその実践的試みである。したがってそこでは、医学的な知識はもとより、法律やそれを支える文化的な背景なども含め、幅広い領域の情報に関する正確な理解が必要とされる。そのためにも、何にもまして事実を偏りなく、正しく把握するように努めなければならない。倫理的に妥当な判断が不正確な事実理解から導かれることはまずありえない。

②　背後にある要因を可視化する

事実の正確な理解は、目に見える情報からだけで果たされるわけではない。その背後にある見え難い要因についてもしっかりと押さえておく必要がある。その際に助けとなるのが社会科学の視点である。たとえば、政治・公共政策的な観点を採れば、〈いのち〉の取り扱いに関する倫理的な意思決定のプロセスや具体的な政策立案の方向性を背後で左右している要因を特定することができる。社会学的な観点を採れば、その民族誌的な視線のもとで、長期にわたる参与観察や臨床現場でのこまやかなインタビュー調査、さらにはオーラル・ヒストリーの聴き取りなどの手法を多用することによって、一見、きわめて科学的で客観的な領域であるかのように見える生物医学研究の背後に、その領域の関係者が知らず知らずのうちに抱いている独特の精神構造や価値観の存在を明確化することができる。さらに、生命倫理の方法として忘れてはならないのが、経済学的な観点を軸にした〈生命の倫理〉と〈経済の論理〉との関係性についての批判的な視座である。医療やバイオテクノロジーの進展に付随して生じて

くる生命倫理的な諸問題は経済の論理や問題と密接に関わっており、生命倫理には「人間の生老病死が経済政策によって制御されている現実を批判的に解剖する視点」、すなわち「経済批判の視点」が必要である。

③ 倫理的判断の妥当性を吟味する

くわえて、生命倫理は個々の倫理的判断の妥当性についても理論的な観点からしっかりと基礎づけられなければならない。そのためにも、その作業を支える重要なツールとして、哲学・倫理学的なアプローチ（伝統的な倫理理論）を欠かすことはできない。

（2）生命倫理における理論──倫理的判断の妥当性を吟味するために

① 原則に基づく方法（帰結主義的倫理学と義務論的倫理学）

生命倫理に影響を与える伝統的な倫理理論はいくつもあるが、まずは「原則に基づく方法」の概要を確認する。「原則に基づく方法」とは、一般的に倫理上の原則を最初に掲げた上で、それをもとに個別の具体的な倫理的諸問題を読み解こうとするアプローチと言える。このスタンスを採る倫理理論としては、功利主義などに代表される帰結主義的な倫理学（目的論的倫理学）と、カントに代表される義務論的な倫理学などが挙げられる。

帰結主義とは、社会における善の総量を最大化する行為が道徳的に正しく、そうでない行為は不正であるとする倫理理論のことを指す。行為の正・不正を、その行為によってもたらされる結果（帰結）の善し悪しから判断することからこのように呼ばれる。とくに、生命倫理の諸問題を読み解く際に役立ちそうな帰結主義の倫理理論としては功利主義がある。功利主義は、ある状況で道徳的になすべき（正しい）行為は何かを決断する基準として、実現可能な行為の選択肢とその帰結を考え、当の行為によって影響を受けると予測されるすべての人々（または感覚をもつ存在者）の利益と不利益のバランスを考慮に入れた上で、それらの人々の幸福（快が豊かに得られ、不必要な苦痛が回避された状態）を全体として最大限にもたらすような行為ほど道徳的に正しい、という原理を採用する。また功利主義には、上記のように個々の行為に焦点をあてて幸福の増減を計ろうとする行為功利主義と、どのような規則が幸福を増大させる結果に繋がるのかに焦点を絞るべきだとする規則功利主義とがある。

一方、「原則に基づく方法」のなかには、結果を重視する帰結主義に対し

て、道徳的な判断は行為の結果の善し悪しとは無関係であるとする立場もある。それは、カント倫理学に代表される義務論と呼ばれる倫理理論である。義務論とは、端的に言えば、ある判断や行為が義務（「嘘をつかない」や「約束を守る」など、それを守ること自体が善いとされるようなこと）に基づいて行われているかどうかを善悪の判断基準（原則）とする立場である。したがって、義務論では行為の道徳的な正・不正が、その行為のもたらす結果（利益・不利益の観点）からは考慮されない。つまり義務論は社会における善の総量を最大化しなくとも道徳的に正しい行為があり、また社会における善の総量を最大化しても道徳的に不正な行為がある、と主張する。

② 原則主義から距離をとる方法

「原則に基づく方法」は、文字どおり個々のケースに原則ありきで臨む。米国特有の文化的背景のもとで導き出された「4原則主義（自律尊重、無危害、善行、正義）」もこの範疇に入る。言ってみればそれらは、最初に掲げた抽象的な原則を個々の具体的なケースにあてはめ、そこから演繹的に正しい倫理的判断を導こうとするトップダウン方式のアプローチと言える。しかし、生命倫理のなかにはこのような抽象的なアプローチを嫌い、むしろ個々のケースに軸足を置き、その個別性や具体性を丁寧に吟味することから暫定的かつ蓋然的な解決策を導こうとするボトムアップ方式のアプローチもある。たとえば、決疑論のように、目の前にある個別具体的なケースの状況を医学的適応、患者のQOL、患者の意向・選考、周囲の状況（外的な要因）の4つの枠組みをもとに詳細に確認し、そのうちに潜む倫理的な問題点や関連する道徳的な規範を抽出・可視化する作業から最終的な倫理的判断を導こうとする方法がそれである。この方法は、とくに臨床倫理において使用される。

もちろん、決疑論以外にも原則主義的な構えから距離をとり、倫理的な問題の個別具体性や文脈依存性に丁寧に寄り添うところから倫理的判断を導こうとする倫理理論がある。ここでは名前を挙げるにとどめるが、ナラティブ・アプローチやケアの倫理学などがそれにあたる。そのほか、生命倫理の方法として挙げておくべきものとして徳倫理学がある。徳倫理学とは、日々の習慣的行動に現われている、人がそれを持つこと自体が善であるような性格の特性である徳という概念（たとえば慈善や寛容、正直、誠実など）に軸を置き、道徳的に正し

い行動を徳という人間の性格特性から導き出そうとする倫理理論である。

（3）生命倫理における文化的・宗教的背景

しかしながら、われわれの倫理的判断がこれらの世俗的で抽象的な理論によってのみ基礎付けられると考えるのもまた問題である。なぜなら、倫理は文化的・宗教的な影響の全くないところで実践されるわけではないからである。それどころか、道徳的な信念や個々の倫理的判断、さらには公共政策における意思決定に至るまで、われわれの倫理的判断は生まれ育った特定の文化的背景および宗教的伝統に色濃く左右されるものと言える。しかし、そのような特定の文化的背景を前提にしすぎると、倫理的な義務や善悪正邪に関する判断はそのつど社会や時代背景や個人に相対的なものであって、それらの文化的な制約を超えた普遍性はそもそも存在しないと主張する倫理的相対主義へと陥ち込んでいくことにも繋がる。またその一方で、国家や社会などの境界を超え出て、自分たちの文化的な背景に基づいた倫理的規範の妥当性を他の国家や社会に向けて主張しようものなら、逆にそれは自民族中心主義（エスノセントリズム）もしくは文化帝国主義であるとして批判される可能性もある。生命倫理においては、普遍的な道徳律なるものは幻想なのであろうか。

また、生命倫理は宗教との関わりも無視できない。なぜなら、宗教は〈いのち〉の取り扱いの是非に関する倫理的ディレンマを世俗的な倫理理論とは異なった仕方で捉え、またその問題に対して別の次元からの解決法を提示しうるものだからである。なかでも、とりわけ宗教は、そもそもわれわれが倫理的に行為しようと意欲するための十分な動機を与えうるものと見なすこともできる。しかし、人々が宗教に促されて倫理的に振舞うよう動機づけられるとするこの手の主張に対しては、すぐさまそれにどれほどの根拠があるのか、といった批判が投げかけられそうである。

■ おわりに――生命倫理の課題

生命倫理の課題をどこに、そしてどのように見定めていくかを吟味することこそが、今後の生命倫理の深化の度合いを左右する。なぜなら、生命倫理には、〈いのち〉の取り扱いの是非を問うこれまでの議論のうちで見落とされてきた視座がいくつもある、と指摘されているからである。

とはいえ従来の生命倫理に欠けていた視座とは何なのか。最近の研究には、これまでの生命倫理には「文明論的な視点」や「経済批判の視点」などがとくに欠如していたのではないか、と指摘するものがある。なかでも、「文明論的な視点」の欠如としてそこで問題にされているのは、これまでの生命倫理が、先端医療やバイオテクノロジーなどの無批判な発展が人類にもたらす弊害（倫理的問題）にのみ議論の照準を絞るあまり、そもそも私たち人類が人体改変の時代に生きているということの意味や問題性について文明史的な観点から問い直していく作業を怠ってきたのではないか、という問いかけである。生命倫理には、先端医療やバイオテクノロジーの革新によってもたらされる未来社会のあるべき姿を吟味するための巨視的な視座もまた必要とされている。

〈問と応答〉

① 　普遍的もしくはグローバルな生命倫理は可能か

> 　われわれの道徳的な判断が生まれ育った特定の文化的背景に強く根ざしたものであることは否定できない。そう考えると、それぞれの文化的背景を越えた人類共通の道徳などありえないことになる。われわれは、普遍的もしくはグローバルな生命倫理の可能性をどう考えるべきであろうか。

[A] 　道徳的な規範や善悪についての判断は、それぞれの時代や文化の制約をつよく受けて形成されてくるものであるがゆえに相対的な性格を帯びざるをえない。普遍的もしくはグローバルな生命倫理の可能性について考えること自体無意味なことであり、ましてやそのような文化的な背景を無視して自分たちの価値観のみを他の地域に押し付けようとする態度は「自民族中心主義」として退けられなければならない。

[B] 　道徳的な規範がそれぞれの文化的な背景に依るものであるとはいえ、たとえば、一部の地域において今もなお実践されている女子割礼などの風習が、他の大半の地域では非人道的なものであるとして法的に禁止されているという事実もある。したがって、ある地域の規範・風習に対して他の文化的背景からの介入がまったく不可能であると決めてかかるのもまた問題である。生命倫理には、むしろそのような介入を正当化するための根拠を理論的に基礎づけ、普遍的もしくはグローバルな道徳的規範の可能性を模索していく必要がある。

[C] 　個々の倫理的な判断がそれぞれの文化的な背景に依存している以上、あらゆる地域や文化的な背景を越えて妥当するような普遍的な生命倫理の実現は困難と言わざる

をえない。しかし、だからと言って生命倫理は倫理的な相対主義に陥ることなく、また、その一方で自分たちの価値観を他の地域に押し付ける「自民族中心主義」にまで翻ってしまうこともないような、あくまで多様な文化的背景の存在を認めつつ、それらの間の差異を調停していくような新たな発想や視点をたくましくしていくべきである。

② 生命倫理に関わる問題は、法律があればそれでいいのか

> 先端医療やバイオテクノロジーなどの急激な発展にともない、〈いのち〉の取り扱いの是非を問う生命倫理の方法や理論も複雑にならざるをえない。しかしながら、率直な疑問として、生命倫理における問題の多くはそうした方法の複雑さとは関わりがなく、むしろ直接的にわれわれの行為を規制する法整備に関する議論だけで十分だと思われるが、どうであろうか。

[A]　たしかに、法律を整備することが、たとえそれが罰則を気にかけたものであるとはいえ、〈いのち〉の取り扱いに関するわれわれの行動を厳格に規制し、生命倫理におけるいくつもの問題を解決することに貢献してきたことは否定できない。さらに、このような法的なアプローチは、新たに可能となった医療技術の使用の是非をめぐる問題についても具体的な制約や条件をそのつど与え、その効力を発揮している。生命倫理は法律に関する議論にこそ軸足を置くべきである。

[B]　生命倫理的な問題のすべてを法律の存在だけで解決できると考えることは許されないように思われる。なぜなら、法整備の取り組みについては、国家間での考え方の差異を潜り抜けるかたちで、生殖ツーリズムや自殺ツーリズムなどといった新たな倫理的問題が生じているからである。その要因として考えられるのが、それぞれの国の文化的な背景によって〈いのち〉の取り扱いに関する考え方や価値観が異なり、それに呼応するかたちで法整備の取り組みに対する意識や規制の内容において各国間で大きなズレが生じてきていることが挙げられる。このことは、法が〈いのち〉の取り扱いの是非を問う生命倫理的問題に対して一貫した解答を与えることができないことを示しているとも言える。

[C]　もちろん、生命倫理問題に対して国際的な合意を目指そうとする動きがないわけではない。生命倫理関係で法的な拘束力を備えた国際法としては、1997年に採択された「欧州生物医学条約」がある。しかし、この条約の策定に草案段階から主要メンバーとして加わってきたドイツが、「胚の尊厳性」に関わる他国との価値観の相違を理由にいまだに批准していない状況を考えると、法律が生命倫理の問題すべてに対して完全な答えを与えうるとまでは期待しない方がよさそうである。したがって、生命倫理には法律に関する議論にくわえ、「胚の尊厳性」などについて根本的に問い直し、

またそれらを理論的に基礎づけようとする哲学・倫理学的なアプローチが欠かせない。

〈参考文献〉
今井道夫・森下直貴（責任編集）『シリーズ生命倫理学　第1巻　生命倫理学の基本構図』
　　丸善出版、2012
香川知晶・樫則章（責任編集）『シリーズ生命倫理学　第2巻　生命倫理の基本概念』丸善
　　出版、2012
キャンベル、アラステア・V『生命倫理学とは何か——入門から最先端へ』山本圭一郎他
　　訳、勁草書房、2016
児玉聡・なつたか（マンガ）『マンガで学ぶ生命倫理』化学同人、2013
小松美彦・土井健司編『宗教と生命倫理』ナカニシヤ出版、2005
小松美彦・香川知晶編著『メタバイオエシックスの構築へ——生命倫理を問いなおす』
　　NTT出版、2010
ジョンセン、アルバート・R『生命倫理学の誕生』細見博志訳、勁草書房、2009
ビーチャム、トム・L／チルドレス、ジェイムズ・F『生命医学倫理　第5版』立木教夫・
　　足立智孝監訳、麗澤大学出版会、2009
フォックス、レネー・C『生命倫理をみつめて』中野真紀子訳、みすず書房、2003

第2章 | 臨床倫理と医療におけるコミュニケーション

吉村理津子

■ はじめに

　患者の診断・治療、看護・介護におけるケアの倫理的妥当性について疑問や葛藤を抱いた医療者は、臨床倫理（clinical ethics）というプロセスにより、その判断・行為が適切であったかどうか、今後どのように対応していくのが患者にとって最善なのか、関係者と共に検討することができる。一方、医療活動全般において不可欠な要素は、関係者間の情報共有や信頼関係の構築であり、これらを可能にするのがコミュニケーションである。本章の前半では、臨床倫理とは何か、その概要と具体的な検討の形態について述べる。後半では、医療におけるコミュニケーションを概説し、問題解決法のひとつとして医療メディエーションを取り上げる。

1．臨床倫理とは

　臨床医療の現場では、医療者と患者・家族、患者と家族、医療者同士等、様々な人々が関係しているが、患者の診断・治療、看護・介護におけるケアに対する考え方の違い、もしくは専門的知識量の違いから、当事者間には意見の不一致や対立が日常的に生じている。この状況下、判断や行為の倫理的妥当性に疑問や葛藤を抱いたり、あるいは倫理的ディレンマ（いずれもメリット・デメリットを持つような選択肢が2つある板挟み状態）が生じた場合、医療者は、問題点を同定・分析しながらその妥当性を評価し、患者・家族にとって今後どう対応していくことが最善なのか検討する。次に患者・家族との合意形成を目指して方針を定め、合意が得られたらこれを実施し、意見交換や反省のためのフォローアップを行う。これら一連のプロセスを臨床倫理と呼ぶ。

　1960年代から1970年代の米国では、臓器移植や生殖補助医療等の先端医療技術が進み、社会がこれらの倫理的課題にどのように対処すべきか、という生命倫理の議論が交わされるようになった。その一方、臨床医療の現場では、公民

権運動や消費者運動等の人権運動の影響から患者の権利が擁護されるようになった。これに伴って医療における決定の主体が医療者から患者に移行し、インフォームド・コンセント（informed consent：IC）取得手続き、すなわち患者・家族は医療者から治療に関する十分な説明を受け、納得した上でそれを承諾する、というプロセスが医療現場に定着した。1980年代になると、先端医療技術のみならず、日常の臨床医療に特化した倫理的議論の必要性が高まり、臨床倫理という実践的研究領域が生まれた。わが国では、1980年代頃から、医療者や哲学・倫理学研究者らにより、個々の臨床事例に即し、かつ患者・家族を含むすべての関係者の価値観を考慮した臨床倫理の普及への取組みが進められてきた。

　臨床倫理における事例検討では、臨床倫理の検討シートを使用し、その記述内容を踏まえた討論が推奨されている。臨床倫理の検討シートを用いる際、その根拠あるいは参照基準としていくつかの原則や理論が適用される。その1つが生命倫理の4原則（自律尊重原則、善行原則、無危害原則、正義原則）、あるいはカントの義務論、ミルの功利主義等の倫理理論である。さらに、当事者をとりまく状況や人間関係等の文脈に重点をおくケアの倫理やナラティヴ・アプローチ等も援用されることがある。

　臨床倫理の検討シートとしてよく知られているものに、アルバート・R・ジョンセンらの4分割表、清水哲郎の臨床倫理検討シート、ナラティヴ検討シートがある。これら臨床倫理の検討シートは、論点整理を行い、最善の方策を検討する、という点で共通している。以下、これら3つの検討シートについて説明する。

（1）ジョンセンらの4分割表

　ジョンセンらは、倫理原則に基づく事例検討では原則同士の対立が生じた場合の対応が難しいと考え、4分割表を考案した。ここでは、臨床事例に関わる情報を次の4項目別に記載する。1)「医学的適応」（患者の病歴と予後、治療の目的、治療の推定成功率、患者が被ると予想される不利益等）、2)「患者の意向」（患者の判断能力の有無、および各々の場合の意思決定の内容、事前の意思表示の有無等）、3)「生活の質」（治療実施時および非実施時の通常生活への復帰の見込み、治療の実施に伴うおそれのある身体的・精神的・社会的損失、客観的に患者の生活の質を評価でき

ない要因があるとすればそれは何か等）、4）「周囲の状況」（意思決定における家族や医療者の影響、経済状況、信仰する宗教や文化的環境、法律の影響等）。ジョンセンらは、症例に関するこれらの情報を論点整理することでより適切な方針が明確になると考えた。しかしながら、ジョンセンらの4分割表については、時間の経過に従って変化する患者の症状や意向が十分に反映されにくい、論点整理後の具体的な指針が示されていない、等の批判がある。

（2）清水哲郎の臨床倫理検討シート

清水哲郎は、臨床症例の検討法開発プロジェクトの推進者である。倫理原則論やジョンセンの4分割法の概念をふまえ、日本の臨床医療の現場での実用化に適した標準的ツールとして、臨床倫理検討シートを考案した。第1ステップ（基本情報）では、患者プロフィールや病状経過を記載し、倫理的課題（倫理的ディレンマ）の発生ポイントを分岐点として書き出す。第2ステップ（情報整理と共有）では、患者・家族に伝える情報、および、そこから取得される情報を整理し、検討用の基礎データとする。第3ステップ（検討とオリエンテーション）では、抽出した検討ポイントから方向性を導いた後、清水の3原則（人間尊重、与益、社会的適切さ）を参照しながらこれらを再検討し、必要時には当事者間の対話に基づいた意思決定を促す。本シートでは、検討法の種類として、今後の対応策を考える「前向き検討」、あるいは、過去の対応を省みて今後に備える「振り返り検討」のいずれかを選択する。

（3）ナラティヴ検討シート

新しい臨床倫理の検討法としてナラティヴ・アプローチがある。ナラティヴとは、自分をとりまく状況や人間関係等について、誰かに伝える「物語（体験）」である。聞き手がその物語のひとつひとつを時系列に繋いでいくと、そこには（話し手に）固有の物語を意味づけるものが見出される。臨床倫理では、たとえ同じ疾患についての物語であっても、患者の体験（罹患）、医師の体験（治療）が異なるため、意味づけにおいても不調和が生じる。ナラティヴ検討シートは、「倫理的問題は医療者と患者・家族のナラティヴのギャップから生じるものであり、このギャップを埋めるため、医療者は患者・家族のナラティヴを傾聴し、理解するよう努める」とするナラティヴ・アプローチに基づいている。ここで、その一例である宮坂道夫のナラティヴ検討シートの使用手順を

紹介する。1）当事者である患者、家族、医療者（主治医、スタッフ等）から複数の語り手を選択する。2）各々の語り手の話を傾聴しながら、当事者が望むことは何か、当事者が受け入れ難いと思うことは何か、その回避法はあるのか、背景にある語り手の事情や価値観等を（順不同で）ナラティヴとして検討シートに記載する。3）語り手によって異なるナラティヴを比較し、ナラティヴ間の不調和の原因を同定する。4）調和を図るためにはどうすべきか、具体的な方策を打ち出し、これに基づいて各当事者との対話・議論を実施し、方針決定を促進する。

２．臨床倫理における事例検討の形態

　臨床倫理のプロセスで実施される臨床事例検討の形態は、主に臨床倫理カンファレンス、臨床倫理コンサルテーション、臨床倫理委員会である。

（１）臨床倫理カンファレンス

　倫理的ディレンマが生じた症例について問題点を同定し、患者にとって最善の方策が何であるかを検討する場であり、臨床倫理事例検討会とも呼ばれる（医療施設内で日常的に医師らによって実施されているカンファレンスとは異なる）。臨床倫理カンファレンスの構成員は、診療に直接関わる医療者のほか、倫理専門家、法律専門家、安全管理要員等多職種スタッフ等である。ひとりの医療者が倫理的問題を抱え込み、独断もしくは独善に陥る危険性を避けること、あるいは今後類似した症例に直面した際、適切に判断できるようにするため、包括的な検討結果を蓄積していくこともその目的である。自由に討論できる雰囲気が維持されること、可能な限り多様な職種の者が参加できることが望ましい。臨床倫理カンファレンスにおける事例検討のメリットは、多職種の構成員によって情報が共有されるため、包括的な検討結果に基づいた方針決定が可能になる点にある。倫理的問題の自覚を促進するため、上述した日常カンファレンスで倫理的事例検討を実施することが望ましい、とも示唆されている。

（２）臨床倫理コンサルテーション

　倫理コンサルテーションとは、臨床医療の現場において、当事者間の倫理的評価が一致しないとき、個人またはグループから助言を得る制度である。本制度の起源は1990年代後半の米国にあるといわれる。米国では、2000年代には、

病院の約8割がこの制度を導入しており、その形態は小人数チーム形式が一般的であるが、個人、あるいは後述の臨床倫理委員会の形式をとる場合もある。倫理コンサルテーションの担い手は、医師、看護師、医療ソーシャルワーカー、聖職者等であり、最近はそのスキルや資質の標準化が進められている。わが国では、2000年代前半頃から大学医学部附属病院を中心に倫理コンサルテーション活動が展開されてきた。具体的には、病院内の倫理的問題を日常的に語り合う場を提供する常設型倫理コンサルテーション哲学カフェ（宮崎大学医学部附属病院）、倫理コンサルテーション機能を病院内の患者相談窓口に集約した患者相談・臨床倫理センター（東京大学医学部附属病院）、臨床倫理コンサルテーションに従事する国内の研究者・医療者らが起ち上げたネットワークを母体とし、ウェブ上でコンサルテーションを実施するセカンド・オピニオン型少人数チーム倫理コンサルテーション（熊本大学大学院生命科学研究部）等が報告されている。

（3）臨床倫理委員会

　臨床倫理委員会は医療施設内に設置されている倫理委員会の1つであり、臨床医療現場で生じた倫理的問題を検討することを目的とする。臨床倫理委員会は、米国では、臨床研究の問題を扱う研究倫理審査委員会とは明確に区別されており、その主な機能は、個別臨床倫理事例の検討、院内職員の倫理教育、院内倫理規約の設定である。米国ではまた、概して、臨床倫理委員会は倫理コンサルテーションの仕組みの一部として設置されており、通常は重大な倫理的問題が生じた場合に招集される。臨床倫理委員会の構成員として、前述の倫理コンサルテーションの担い手のほか、法律家等の人文・社会系の有識者や地域住民が参加することもある。わが国では、臨床研究の倫理審査委員会や治験審査委員会がそれぞれの法令・指針に基づいて設置されているのに対し、臨床倫理委員会については指針等がいまだ整備されておらず、国内の設置数は少ない。

3．医療におけるコミュニケーション

　コミュニケーションは、一般的に、社会生活を営む者同士が知覚・感情・思考等を伝達し合い、意思の疎通や相互理解が生じることと定義されている。これは、日常臨床医療における医師と患者・家族の対話や医療者同士のカンファ

レンス等、医療の現場にも適用されうる。医療における人間関係、とくに医療者・患者（家族）関係の円滑化に不可欠な要素は、両者間の情報共有と信頼の構築であり、これらを可能にするのがコミュニケーションである。

　医療者・患者関係の概念は、紀元前4世紀頃の古代ギリシアの「ヒポクラテスの誓い」にさかのぼる。この書では、医療者・患者関係はパターナリズム、すなわち「専門家である医師は常に患者の利益を考え、子を思う父のように誠意をもって患者に尽くす」という考えに基づくべきであるとされ、これは、医療現場の道徳律として現代にいたるまで医学界の中で継承されてきた。しかしながら、医療者の独善的な判断や医療者の権威主義的な態度により、時として患者を無視した医療が行われることもあり、その結果、患者・家族の医療への不信がつのり、医療パターナリズムが批判を受けるようになった。1960年代の米国では、人権運動の影響から患者の「知る権利」が擁護され、また患者の自己決定が重んじられるようになり、臨床医療におけるインフォームド・コンセント（IC）の理念が定着した。また最近は、従来の医師主導の医療体制への反省から、複数職種の医療者によるチーム医療体制で患者の最善の治療を目指す取組みが進められている。

　医療におけるコミュニケーション、特に、意思決定における医療者・患者（家族）間のコミュニケーションについては、いくつかのモデルが考案されているが、ここではエゼキエル・J・エマニュエルらの医療者・患者関係4モデルについて概説する。

① パターナリズム・モデル

　医療の専門家として、医療者は、患者にとって最善とみなす治療法を提示し、患者・家族はそれを受け入れる。これが患者の最大の利益につながる、という考え方である。

② 情報提供モデル

　医療者は医療に関するあらゆる情報を患者に提供することに専念し、患者は医療者からの情報を十分に理解し、自らの価値観に基づいて意思決定する。

③ 解釈モデル

　患者は、医療者より症状や治療選択肢等医療情報について十分な説明・助言を受け、それらをふまえて自らの価値観を明確にし、その解釈に基づいて自己

決定する。医療者は、それを尊重し、治療を行う。

④　協議モデル

　患者は、医療者より症状や治療選択肢等医療情報について十分な説明・助言を受け、その解釈に基づいて自己決定する。ただし、医療者が患者の最善の利益を考え、患者の価値判断について修正の必要性を認め、患者にこれを説き勧めた場合、患者の価値判断が変化する可能性がある。医療者は、患者の自己決定を尊重し、治療を行う。

４．インフォームド・コンセント（IC）

　前述の通り、1970年代の米国では、人権運動の高まりに伴って患者の自己決定が重視されるようになり、ICが医療におけるコミュニケーションの不可欠な要素として定着した。以下、ICについて解説する。

①　IC の理念

　ICとは「医療者が十分な説明を行い、患者（代諾者）がそれを十分に理解して与える同意」である。ICは、患者本人に同意能力があることを前提条件とし、患者本人に同意能力がないと判断される場合、代諾者による同意も認められる。代諾者には、患者の価値観を最も反映できる者を選択することが望ましい、とされている。

②　IC 取得に不可欠な要素

　医療者は、患者（代諾者）からICを取得する際、下記のことに留意する必要がある。

　1）治療に関してあらゆる情報を開示する。

　2）理解しやすい言葉で説明する。

　3）患者（代諾者）の希望、意思、自己決定を尊重する。

　4）熟考の時間を与える。

　また一般的に、医療者は、ICの取得の際、患者（代諾者）に対し下記について十分な説明を行う必要がある。

　1）病名と病態

　2）治療の目的と目標

　3）治療内容（治療前・後の処置、使用薬剤、注意点）

4）治療に伴って起こり得る合併症・危険性、それらの発生頻度と対応策

5）代替治療

6）患者（代諾者）には提示した治療（もしくは代替治療）を拒否する権利があること、および拒否した場合に起こり得る症状、危険性等

7）治療後の経過観察、処置方法等

8）患者（代諾者）にはセカンド・オピニオンを得る権利があること

9）治療費、利用可能な保険・福祉サービス等

5．医療メディエーション

医療におけるコミュニケーションの行き詰まりからトラブルが発生した場合、医療メディエーター（医療対話推進者）という第三者が中立的に当事者間に介在し、それを解決に導くため、医療メディエーション（healthcare mediation）という方法が用いられることがある。

1970代年代から1980年代の初頭にかけ、医療訴訟件数が激増した米国では、当事者が被る金銭的、時間的、あるいは精神的負担の大きさが医療訴訟の課題としてとりあげられるようになり、これらを回避するための方法として裁判外紛争解決（alternative dispute resolution：ADR）に注目が集まった。ADRの一手法であるメディエーションは、第三者が当事者間に介在し、情報共有・対話・関係修復の促進を支援するものであり、この概念を取り入れた医療メディエーション・モデルが米国内のいくつかの医療機関で開発された。たとえば、メリーランド州のジョンズホプキンス病院のジョンズホプキンス・モデルはそのひとつであり、院内で解決できない紛争について外部医療メディエーターが介在し、より中立性の高いメディエーションを実施する、という点に特徴がみられた。この状況下、キャロル・B・リーブマン（法学）は、問題発生後の初期情報開示および謝罪のプロセスを医療メディエーション・モデルに導入することの重要性を説いた。また、ナンシー・N・ダブラー（生命倫理学）は、倫理コンサルタントとしての実績を持ち、医療トラブルの大半は、医療者・患者（家族）間のコミュニケーションが十分でないために生じる、という見解を示した。彼らは、医療メディエーションと倫理コンサルテーションの協働モデルの開発を始め、2004年バイオエシックス・メディエーション・モデルを考案、発

表した。

　わが国でも、ADRのメディエーション手法に注目した研究者らが、2003年頃より医療メディエーション・プログラムの開発に乗り出した。1つは、和田仁孝（法社会学）らによる医療メディエーター研修プログラムである。本研修受講者の資格認定は、日本医療メディエーター協会が行っており、2016年現在、認定医療メディエーター数は4024名に及ぶ。もう1つは、厚生労働省「医療対話推進者の業務指針及び養成のための研修プログラムの作成指針」の考案者である稲葉一人（民事訴訟法）らが開発した医療対話推進者研修であり、NPO法人「架け橋」において2015年より本格的な運用が始まった。講師陣には、医療事故を経験した患者家族、医療従事者が含まれており、当事者の視点にたつ心情教育に重点をおいている。

　医療メディエーションは、米国および日本のいずれにおいてもいまだ普及啓発の段階であり、一般への広報活動の不足、医療関係者による認知度の低さ等が指摘されている。日本では、2015年に始まった医療事故調査制度の一部において医療メディエーターの採用が検討されており、医療メディエーションに対する理解向上の取り組みの強化が望まれる。

■ おわりに

　よりよい医療環境は、医療者の治療やケアのスキルが優れていることに加え、医療者と患者・家族間に信頼関係が成立していることが不可欠である。そのためには、両者の間に生じた問題解決の方策として、臨床倫理、倫理コンサルテーション、あるいは医療メディエーションといった手法を定着させることが急務である。

〈問と応答〉

① 　医療現場のコミュニケーション

　Ｋ（80歳代後半、女性）は、ノロウイルス感染症と診断され、Ｔ病院の消化器内科に入院した。持病の糖尿病のため入院が長期化したが、Ｋは主治医Ｓの指示を守り、

努力の甲斐あって3週間後に回復の兆しがみえてきた。退院の見通しがついたある日、担当看護師Fから「ノロウイルスなら普通は4、5日で退院できるのに随分長居したのねえ。ご高齢だから治りが悪いのかしらね」と言われ、非常に傷ついた。当時Fは他院からT病院に着任し、前任者から業務を引き継いだばかりであった。Kは、長女Oに「本当に悔しい。こんな病院早く出たい」と泣きついた。Oは「心ないことを看護師さんから言われ、これでは治るものも治らない。母の担当の看護師さんを代えて下さい」と病院側に強く抗議した。あなたは、この事例におけるFの言葉をどのように評価するか。

[A] Kの担当看護師であるFは、事前にカルテを読み、糖尿病患者であるためにノロウイルスの症状が長期化した、という重要な情報を当然把握しておくべきであったが、心ない言葉でKを傷つけてしまったFの言動は軽率であり、非難されるべきである。

[B] Fの発言にはOが病院側に抗議するほどの問題は含まれていないと思われる。Oは、母親の病状が改善されないことへの苛立ちから過剰に反応したのだろうが、患者家族からこのような苦情や要求を突き付けられ続けると、医療者のストレスはたまる一方であり、人手不足に悩む医療現場は混乱に陥り、ついには適切な治療が行えなくなってしまう。患者側も感情に任せて医療者に八つ当たりするのを控えるべきだ。

[C] 前任者から業務を引き継いだばかりのFは、担当看護師として、また新人スタッフとして覚えるべきことが多々あり、Kに関するすべての情報を一度に記憶するのは困難だったと思われる。しかしながら、いかなるときも患者の利益は最優先されるべきであり、この場合は診療科長でもある主治医のSがFの失言をOに謝罪し、かつ、退院までT病院で治療を受けるよう説得するのが最善である。

② 倫理コンサルテーション

　角膜変性症と診断されたR（60歳代前半、男性）は、K病院眼科で角膜上のカルシウム膜除去手術を受けることになった。Rは、担当医師Sの説明に納得し、手術に同意した。入院当日、念のためRがSに「万一失敗したらどうなりますか」とたずねたところ、Sは「角膜移植しかありません」と返答した。角膜移植という言葉に驚愕し、費用や待機期間をたずねたRに、Sは「即答はできませんが、そうなったときに考えましょう」と言った。その後、Rは妻に「手術するのが怖くなった」と伝え、食事がとれないほど精神的に落ち込み、「手術をやめる」とまで言い出した。Sや家族が説得を試みたが状況は変わらず、Sは院内の倫理コンサルテーション制度を利用することにした。この相談を受けた倫理コンサルタントはSにどのようにアドバイスしたらよいであろうか。

[A]　医療者は、起こりうるリスクについてはインフォームド・コンセント（IC）取得手続きにおいてすべて患者側に伝えるべきであり、Sが角膜移植の可能性をRに伝えなかったのは重大なミスであった。Sは、まずRと妻にこのことについて誠意をもって謝罪し、彼らの信頼を回復することが先決である。その上で手術失敗時における角膜移植の可能性、費用、待機期間等について説明しなおし、改めて手術への同意を得ることが肝要である。

[B]　安心してこの手術を受けたいという思いをRにもってもらえるよう、SがRと妻に対し、「この手術はK病院では過去に失敗例がない」、あるいは「世界的にも失敗の確率が低い手術である」等の医学的データを示し、かつ、わかりやすく再度説明を行うのが妥当であろう。この場合、とにかくRの手術への懸念を早急に除去することが先決だと思われる。

[C]　手術を目前に控えた患者が精神的な不安を募らせるのは当然である。大切なのは、Rの不安を取り除き、安心して手術を受けてもらうことである。Sは、妻に同席してもらい3人での話合いの場をもつようにする。その際、Rの気持ちに寄り添い、何を不安に思うのか、何が怖いのか、Rの話を傾聴し、ていねいに回答する。こうすることでRの気持ちは落ち着き、手術への意欲も回復するであろう。

〈参考文献〉

赤林朗編『入門・医療倫理Ⅰ　第1版第7刷』勁草書房、2011

浅井篤・高橋隆雄（責任編集）『シリーズ生命倫理学　第13巻　臨床倫理』丸善出版、2012

今井道夫・森下直貴（責任編集）『シリーズ生命倫理学　第1巻　生命倫理学の基本構図』丸善出版、2012

清水哲郎・石垣靖子編著『臨床倫理ベーシックレッスン——身近な事例から倫理的問題を学ぶ』日本看護協会出版会、2012

ジョンセン、アルバート・R他『臨床倫理学　第5版　臨床医学における倫理的決定のための実践的なアプローチ』赤林朗他監訳、新興医学出版社、2006

宮坂道夫『医療倫理学の方法——原則・ナラティヴ・手順　第3版』医学書院、2016

和田仁孝・中西淑美『医療メディエーション——コンフリクト・マネジメントへのナラティヴ・アプローチ』シーニュ、2011

Dubler, N. N., Liebman, C. B., *"Bioethics Mediation: A Guide to Shaping Shared Solutions, Revised and Expanded Edition,"* Vanderbilt University Press, 2011

第3章 | ケアとケアの倫理

服部　俊子

■ はじめに

　20世紀後半、われわれは、正義の実現のために、黒人、女性、病人、子どもなど、弱い立場の人に平等な権利を認めてきた。患者の自己決定権の成立もその一例である。しかし、一律に権利を認めるだけでは、傷つきやすく弱い立場の人の差異を覆い隠してしまうこともあり、その人たちの具体的な声を聴きとることができない。具体的なその人に気遣う「ケア」がなければ、不正義が生じかねない。そして、現代はケアの必要性が主張される。現に医療領域では、1970年代より本格的にケアが議論されるようになった。また研究領域では、ケア論で、ケアの現代的意義が見直されている。そもそもケアとは何なのか、また、「ケアすること」（ケアリング）とはなにをすることなのだろうか。本章は、ケアとケアの倫理をケア論から説明する。

1．ケ　ア

（1）ケアとは何か

　古代ローマ神話にはクーラ（ケア）神話があり、その神話でケアは、1）悩み、心配ごと、心の重荷という厄介なもの、2）他者に幸福を与えること、献身、配慮などの肯定的なものという、2つの対立する意味を持っていた。神話では、人間は、誕生以前にも生きている間にも死後においてさえ、何者かによって気遣われる存在として描かれており、ケアは、心配ごとを抱える人と、その人に配慮する人とをつなぐ役割を持つものとして描かれていた。その後、中世でケアは、人生の究極の意味を求めてもその意味が見出せず、困難に陥った人の「魂へのケア」を指すようになっていった。そして、魂の救済として、キュアが、宗教的活動に限らない「癒し」に導く手段と捉えられていた。キュアという言葉は、ケアと語源が同じで「心配、叫ぶ、悲しみ」の意味を持つ語から派生したが、14世紀頃から教会用語として救済の意味に使われるように

なった。

　宗教改革を経て科学が台頭した18世紀から19世紀には、魂へのケアや救済は、人が平等に生得的にもつ理性により、自分で対処可能なものと見なされるようになった。そしてケアは、他者との関わりから生まれる憂いや自分への煩わしさをもたらし、自由を制限するものになっていった。しかし、たとえ、他者との関わりから生じる憂いや煩わしさを忌避し、自分の目的だけ追求しようとしても、人間は誰しも、他者との関係のなかで生きるしかなく、ケアの二重の意味を肯定するしかない。20世紀初頭、マルティン・ハイデガーは、人間のあり方を気遣い（ケア）で規定し、人は、他の人や物に対して気遣うという能動的側面と、この世に投げ出されるようにして誕生する（＝死に向かう）ことで重荷を負わされるという受動的側面を併せもつ、二重の意味で気遣い（ケア）の存在である、と主張した。

　ハイデガーの「他者への気遣い」の考察は、現代のケア論で援用されることが多いので、麻痺のある人の食事援助を例に紹介しておく。彼によると、他者への気遣いには2つの極端な可能性がある。1つ目は、他者の中に飛びこみ他者の苦労や重荷を肩代わりし、他者を依存的で支配を受ける存在にさせてしまう気遣いで、2つ目は、他者が自分自身を知り自分の可能性に気遣うことを支援する気遣いである。1つ目による食事援助は、援助者が麻痺のある人の動きづらい手足の状態を把握し、必要な箸や皿、椅子などをすべて選択・設置し、麻痺のある人は、援助者によって設置された状況で食べることになる。しかしそのことが、麻痺のある人自身の気遣い（箸や食べ方を工夫し自分を気遣うこと）を、援助者が肩代わりしてしまい、麻痺のある人を依存的にさせ、援助者がその人を支配する。2つ目の気遣いでは、援助者はその人が自分の動きづらさを知り、その人が箸や皿などに工夫を凝らす（物に配慮する）ことを見守り、その人が自身で配慮できない必要な部分を手伝う（たとえば、棚から箸を取り出してその人に渡す）。麻痺のある人の自分への気遣いを支援するものの、援助には多くの時間と援助者の忍耐、負担を要する。ハイデガーによるこうした指摘は、ケアの重要な側面を浮き彫りにしていると言える。

（2）ケアすることとは何をすることか

　哲学者ミルトン・メイヤロフは、『ケアの本質——生きることの意味』（1971

年）で、ケアすることの記述と、ケアすることがどのようにして全人格的な意義を持ち、その人の人生にどのような秩序づけを行うかを説明した。メイヤロフによると、ケアすることは、その対象となる人が成長すること、自己実現することを助けることであり、それを通してケアする人自身の自己実現をすることである。ケアの相手が成長するのを助けることは、私はケアする他者をケアの中で、私自身の延長のように感じとると同時に、私とは別のものであり、その他者それ自身として尊重するような何ものかとして経験することである。ケアをすることは、自分と他者の差異を通して自分の自己が同一化されていくプロセスであり、私が他者の成長が持つ方向に導かれて肯定的に、そして他者の必要に応じて専心的に応答することでもある。また、ケアすることは、目の前の他者の声から呼びかけられて自分が動かされてしまうような、人間の自然な本性のようなものである。メイヤロフは、ケアすることを、ケアされる者の自己実現とケアする者の自己実現が同時並行することであり、他者志向的であると同時に自己志向的な行為でもあることを、ケアすることの記述から示した。そして、ケアすることを通してケアされ、人の成長の役に立つことで自分の居場所を見つけ、自分の生の意味を知り、生きることができるという、ケアすることの全人格的な意義を明らかにした。

２．医療におけるケア

（１）医学領域におけるケア

　医学領域では、ケアは「taking care of（他者一般の面倒をみること）」「caring about（他者を気にかけること）」「caring for（他者を思いやること）」の３つの意味で用いられる。taking care of は医師の実践的な視点を示し、ギリシャ時代から熟練した技を実施する能力という徳、また、16世紀以降は科学を理解する能力という徳と見なされてきた。

　中世では、身体は宇宙全体と呼応する四体液（血液・粘液・黄胆汁・黒胆汁）で構成されると見なされ、魂が浄化され身体の体液バランスが整うと、病は治ると考えられていた。中世の医学は神学から独立しておらず、医療は医師・司祭が行う魂のケアとしての救済（キュア）であった。他方、近代医学は、自然科学的方法に基づいた学問体系で、人間の身体を機械的なものと見なし、病気

を生物医学的機能の障害と見なす。近代医学の主な特徴は、病人から病気を分離させ病気を治療するところにある。19世紀末、細菌学研究から開発された抗生物質は、感染症患者の死亡率を激減させ、病気を治すという意味において、近代医学の最初の成果物の1つとされた。感染症患者の死亡率低下は、衛生環境の改善が主な要因だったようだが、近代医学の治療は有効であるという認識が広まり、近代医学は信頼される学問になった。20世紀初頭、国家単位で医療施設の整備や専門職の国家資格制度化が行われ、世界の多くの国で近代医療システムが構築された。

1926年、米国の医師リチャード・C・カボットは、医師と看護婦は、診断と治療という困難な課題に集中し、それ以外のものに目を向けることはできないので、患者全体をケアするのは医学生や社会福祉士、神学生などが適任であると述べた。カボットの同僚医師であるフランシス・W・ピーボディは翌年、患者のケアは医師もすべきだと反論した。医師は疾患の機序については多くのことを教わるが、患者のケアを含む医学の実践を教わらない。医師は診断する段階では患者に注意するが、器質的疾患を患っていないと確信するとすぐに冷淡に患者を無視する。本来、医師と患者の関係は親密で個人的な関係であるべきだ。なぜなら、診断・治療は医師と患者の個人的な関係においてなされるものだからである。彼は、疾患の診断・治療は、患者のケアという一層広い問題の中にあると主張した。

1970年代に入る頃より、ピーボディの主張を引き継ぐ論文が発表されるようになり、caring for としてのケアが注目されるようになった。そして、taking care of と caring about/for を包括する概念としてのケアリングが広まり、ケアリングは、患者の疾患だけではなく全人格的な患者への広い関わりとして定義され、医師が持つべき徳と見なされるようになった。

（2）看護領域におけるケア

中世では、看護は、宗教的施設で修道女や修道士が貧しい人や病人に対して行う、食事や寝どころの世話、傷の処置と捉えられていた。修道女らが行う看護には贖罪の奉仕という意味があり、献身的で自己犠牲的で世話を厭わない看護は、人々に信頼され、社会に必要な重要な仕事として広く認知されていた。また、教会では「どのような行為も看護以上に高い評価を与えられるべきでな

い」として、看護は意義ある行為と見なされていた。

18世紀頃、近代医学が世俗化された病院で実践されるようになると、中世の医学に依拠する修道女らの看護は、近代医学の治療方針と合わなくなっていった。たとえば、治療目的で絶食中の人に食事を与えてしまう、衛生的な知識がなく無駄なことをする、などである。病院は修道女らの献身的な看護に信頼を寄せつつも、近代医学の診療補助業務と患者の療養生活の世話ができる看護者を必要とするようになっていった。

19世紀半ば、ナイチンゲールは看護学校を設立し看護教育を始めた。のちに看護の国家資格が制度化され（ナイチンゲールは反対していたが）、近代医療の一翼を担う看護職が誕生した。彼女は、『看護覚え書』（1859年）で「患者が冷えており、患者に熱がでたり、めまいをおこしたり、食事のあとに気分が悪くなったり、褥瘡ができたりするのは、たいていは病気のせいではなく、看護に問題がある」と記し、人間が本来持つ自然治癒の力を信じ、それを最大限に引き出せるように患者に気配りし、忍耐力を伴った公平無私な態度が看護者のあるべき姿だとした。また、「病人の看護と健康を守る看護」（1893年）に、病気の看護ではなく、病人の看護であることに注意するように、と記した。ナイチンゲールの看護論は、外来の理論が援用される看護論の中で看護経験から理論化を試みた稀有なものとされ、自ら定めた道徳的規定に基づく病人の健康にむけた「ケアとしての看護」を示したとされる。

1960年代から70年代にかけて、自然科学に基づく看護論が発表されるようになったが、それらの看護論は自然科学的な記述の寄せ集めにすぎず、看護独自のものではないといった批判が提出された。また、看護が官僚的な病院の中で技術的・管理的な傾向になっていると批判されるようになり、ナイチンゲールの「ケアとしての看護」が見直されることになった。1960年代、ケアリングの研究で看護に多大な影響力を持っていた看護学者マデリン・M・レイニンガーは、ケアリングは癒しや安寧（wellness）を目的とする看護の本質であると定義し、70年代にケアリングに関する学会を組織化した。それにより、看護職の専門性はケアリングであるという見解が看護内部に急速に広がった。現象学的な方法でケアリングと看護実践を関連づけしたパトリシア・ベナーは、看護におけるケアリングは、感情や感覚といった感性だけではなく、患者の安寧を向

上することを目的として、治癒過程を促進する看護行為の本質であり、ケアの提供者・受容者という看護職者・患者関係の基盤であると主張した。

3．ケアの倫理

　1980年代、ケアを倫理として捉えようとする「ケアの倫理（ethic of care）」が登場する。ケアの倫理は、権利、正義、公平、自律といった規範を重視する倫理を「正義の倫理（ethic of justice）」と捉え、現代の傷つきやすい人たちが抱える問題、たとえば、高齢者の介護、乳幼児の子育て、病人の看護、障害者の支援などは正義の倫理だけは解決できない、と指摘する。ケアの倫理は、現代の様々な問題を解決する示唆を与えるものとして、看護や教育、哲学・倫理学、社会学・宗教学などの分野では盛んに研究されている。本節では主要な論者であるギリガンとノディングスを紹介した上で、批判的な立場についても言及する。

（1）正義思考とケア思考

　ケアの倫理は、発達心理学者キャロル・ギリガンが『もうひとつの声』（1982年）で提唱した。ギリガンは、発達心理学者ローレンス・コールバーグの道徳発達段階理論が男性の立場で書かれていると批判し、「もうひとつの声」である女性のケアに着目し、その発達段階を示した。

　コールバーグの道徳発達段階理論は、道徳発達段階を三水準と六段階に分類し、その段階を普遍的な発達段階と見なし、低次から高次の段階に進むと道徳性が成熟すると捉える。彼の道徳発達段階は、男子被験者にディレンマ事例と回答例を提示し、被験者の回答の理由づけを分析して定式化された。道徳性の発達は、自己中心的で他律的な判断の前慣習的水準から、他者の立場に立つことができるようになり社会のルールや法を遵守する判断をするようになる慣習的水準を経て、社会のルールや法も社会の契約にすぎないことを知り普遍的な原理を状況に適用させ自律的に判断することができる脱慣習的水準に至る、とされる。最高次の第六段階は普遍的な倫理的原理志向の段階とされ、この段階にある人は、公正の原理、役割取得の原理、人格尊重の原理に基づいて、感情に囚われず公平な判断を下すことができるとされる。

　ギリガンは、コールバーグの道徳発達段階は男性中心的な正義志向であり、

それでは女性の道徳発達が正当に評価できないと批判した。また、女性は人間関係を重視し、文脈や状況の個別性を根拠に判断を下すケア思考が多く見られると主張し、ケア発達段階の三段階を示した。第一段階は自己の生存に思いやる段階であり、第二段階は自己中心的な判断を批判的に捉え、他者への思いやりを重視し、責任を理解できる段階であり、自分の希望と他者の希望との葛藤が生まれる段階である。第三段階は、自分の希望か他者の希望かという選択では、いずれかを選択しても、それぞれを傷つけてしまうが、「誰も傷つけられるべきではない」というケアの原理を普遍的なものに高めることで、自分も他者もケアするという観点から、自分が選択することの責任を自ら引き受ける段階である。

ギリガンは、正義思考の倫理観を正義の倫理、女性に多いケア思考の倫理観をケアの倫理として、2つの倫理を対比させた。彼女は、ときにケアの倫理を「責任の倫理」と記しており、人を助けることができるのに助けないのは、権利や義務とは関係なく責任の放棄であるということ、他者への無関心は最も忌避されるべきことで、他者に関心を持って応答する責任がわれわれにあることを強調している。

（2）唯一の倫理としてのケアリング

教育学者ネル・ノディングスは『ケアリング　倫理と道徳の教育――女性の観点から』（1984年）で正義の倫理を拒否し、ケアリングが唯一の倫理規範であると主張する「ケアリングの倫理」を提唱した。

ノディングスは、ケアリングを、重荷を課せられた心的状態、つまり、何かや誰かについての心配、恐れ、気遣いの状態の中にあることと捉え、ケアリングには「専心没頭」と「動機の転移」が必ず含まれるとする。「専心没頭」は自分自身の中に他の人を受け容れ、その人と共に見たり感じたりすることで、そこで必要な感情は、共有される感情としての共感である。共感は、その人の身に自分をおいて考えるのではなく、自分を他者に投げ入れるような、感情移入のようなものでもなく、自分自身の中に他の人を受け容れ、そしてその人と共に見たり感じたりする感情である。動機の転移は、小さな子どもが靴の紐を結ぼうとしているとき、しばしば自分自身の指が、共感的な反応で動くのを感じるように、ケアする人の動機がケアされる人の考えているものに方向づけら

れ、ケアされる人の動機が、ケアする人の動機となる状況のことである。募金をするがそれだけで満足するような行為は、他者一般へのケアリング（caring about）であるが、専心没頭や動機の転移が要求されないケアであり、特定の相手に、その相手のためのケアリング（caring for）を動機とする真のケアリングではない、という。

　続いて、ノディングスは、ケアに倫理性をもたらすものとして、「自然なケアリング」と「倫理的ケアリング」という2つの段階を導入する。「自然なケアリング」は、子どもへの母親のふるまいに見られるような、自然な傾向から生じる他者への応答のことである。母親が泣いている子どもを見て抱き上げる行為は、反射的な行動に見えるかもしれないが、したいこととすべきことが一体化した自然なケアリングである。しかし、子どもが泣いていても親はケアしないことがある。そのとき、倫理的ケアリングの段階に移る。倫理的ケアリングは、ケアしたくないという欲求を克服し、すべきこととしてのケアをすることである。倫理的ケアリングは、他人の窮状に応答しようとする一方で、自己利益を増進したいという欲求にも応答しようとするなか、しなければならない（I must）責任に応答することでなされる。その応答は、理性から命令されるのではなく、自身がケアされケアした経験の記憶の欲求から生じる。その欲求とは、ケアすることを通してケアする者としての自分を理想とすることで生じる。ケアしたくなくてもケアする自分を理想とするのは、ケアされケアすることを通して自分の生の意味を知ることができるからである。倫理的ケアリングは、自然なケアリングには必要のない努力を要するとしても、自然なケアリングより倫理的に高次であるというものではない。ノディングスにとって、自然なケアリングこそが倫理的理想である。

（3）ケアの倫理批判

　ギリガンのケアの倫理に対しては、正義の倫理の立場やフェミニズムの立場から批判が提出され、ケア対正義論争が始まった。現在も続く論争は、ケアの倫理と正義の倫理は両立可能か、それとも排除し合うものかを論点とする。ギリガンの主張に対しては、道徳性の性差を固定化する、彼女のケア発達段階の実証分析が妥当ではない、という批判があるが、生命倫理や倫理学分野で出される批判の多くは、正義の倫理を拒否するノディングスの立場に対してであ

る。以下にケアの倫理への代表的な批判を示す。

① ケアの倫理は認められない、あるいはケアの倫理は倫理として独自性がないとする立場

　伝統的に介護や看護、保育などのケア労働は女性に課せられてきたが、ケアの倫理は女性に課せられた従属的な役割をさらに固定化してしまう。ケア労働者のケアの成功をケアの倫理に求めるなら、ケアの失敗をケア労働者個人に帰することになり、ケア労働者に過度な負担を強いるだけである。ケアの倫理は家庭や友人関係という狭い世界のみに妥当するものであって普遍的な倫理ではない。ケアの倫理が問題にしていることは、これまでの倫理理論（徳倫理や功利主義など）で説明がつく。

② ケアの倫理のみが正しいとするのは不当であるという立場

　ケアの倫理はなぜ、目の前の傷つきやすいその存在への直接的な関わりを、その他の人より優先させることが妥当と言えるのか。えこひいきを肯定しているだけではないか。人の考えに専心没頭してしまうと、行為が正しいとか間違っているという判断が放棄されてしまうので、ケアされる者によるケアする者への搾取や、ケアする者によるケアされる者に対するパターナリスティックな介入があっても、わからないのではないか（この見解は、上述のハイデガーの他者への気遣いを参考にすると理解しやすい）。

　対人援助を基本にする医療実践における倫理の議論では、ケアの倫理は、医療現場の問題が原理や原則を重視する正義思考だけでは解決できない、という立場の1つとして言及される。2つの倫理の論争は今後も続くだろうが、われわれは日々の判断には、正義思考だけでなくケア思考も必要な思考であると知ることが重要である。

■ おわりに

　他者との関係が希薄になり、自分の生の意味も見失われがちな現代において、ケアは、社会的問題を検討するための新たな視点を提供した。医療におけるケアは、病があらわにする人間の傷つきやすさを「克服する」という視点（近代医学の枠組み）で患者に関わることではなく、むしろ、今、ここで同じく生きる存在として、他者に関わる責任を引き受けることの重要性を示す。患者

と医療者がともにこの世界に生きる者であることを互いに引き受けたところから、医療におけるケアが生起するだろう。

〈問と応答〉

① 患者のニーズと看護労働

　　患者Bさん（40歳）は末期がんで入院している。骨転移があるため、痛みが強くあまり動くことができない。ある日、Bさんの看護を担当しているA看護師が、Bさんの部屋に行くと、「子どもに連絡をとりたい。自分は生活が苦しくて携帯を持っていないから公衆電話に行きたい」と言われたが、そのときは業務のため時間がなかったので、勤務終了後にBさんを公衆電話に連れて行った。Bさんは痛みに耐えながら電話をしていた。その後、Bさんは時々、連絡をとるために連れて行ってほしいと、その日の担当看護師に言うようになったが、多くの看護師は「してあげたいが他の患者の援助があるので、時間がとれない」と断っていた。その後もAが担当したときには、依頼があれば勤務終了後にBさんを公衆電話まで連れて行った。看護主任から「Bさんには、個室に移動することを勧めたが、自分にお金がなくてできないと言われた。でも、他の患者さんの手前もあるし、Bさんに断っている看護師との関係もあるから、患者さんには断るようにしてほしい」と指示された。Aは、病棟の看護師関係が気まずくなってしまい、休憩室に居づらくなった。Aの対応をどのように考えるだろうか。

[A]　Aは、病院に勤務しているので、上司から指示を受けたら断るしかない。Aだけやってしまうと、他の看護師の看護が悪いように見られる。それは、一緒に看護をしているメンバーとしてはやってはいけないように思う。統一した看護をしないといけない。

[B]　Aは時間外にやっているのだし、それをダメだと言えない。勤務時間内なら、他の患者さんへの仕事を怠っていると見られるが、勤務時間外だからそうではない。また、Bさんの訴えは、一時的な衝動ではない。看護師関係が気まずくなっても、Aは看護師としてやるべきことをやっているので気にしなくてもいいように思う。

[C]　Bさんの予後は悪く、子どもと過ごす時間が短そうだし、Bさんが子どもとの関係を作るために、A看護師が看護業務外の時間を使ってBさんを連れて行くことは、看護師でなくても人としてやるべきことだと思う。主任の方が、患者さんのことより他の看護師への配慮や組織の秩序を優先させており、看護者として適切ではない。

② ケアすべきこと

> Dさん（15歳）は急性リンパ性白血病で骨髄移植が必要になり、両親とDさんの妹Eさん（10歳）は、ドナー（骨髄提供者）の適合検査を受けた。その結果、Eさんがマッチした。医師は両親とEさんに移植について説明を行い、Eさんは医師に、自分が移植をしなければどうなるかなど、いくつか質問をした。その後、Eさんはふさぎこむようになり、ドナーになるかどうか悩んでいるようだった。この場合、両親はどのような対応をとるのがよいだろうか。

[A] ドナーを受けてくれたらよいのだが、まだ子どもだから、自分のことしか考えられないかもしれない。でもふさぎこんでいるのは、Eさんが自分のことだけでなく、Dさんのこと、家族のことなど、考えているからかもしれない。親として、子どもの2人に同じようにケアすることは当然だが、Dさんが生きるためにも、家族のためにも、Eさんをドナーにさせることが、この場合の親の責務だと思う。

[B] Eさんは、自分しか助ける人はいないと分かっているからこそ悩んでいると思う。ドナーにならなければ、Eさんは将来、Dさんに何もしなかったことを悔やみ、自分を認められないもしれない。Eさんに、一時的な苦痛を避けたい感情で将来の苦しみを背負わせてはいけない。今は、ドナーになってもらうように説得することも必要だと思う。

[C] Eさんはまだ子どもで、親との関係によって今から成長していくときである。Dさんと同様にEさんも大切なのだから、Eさんの思いを認めてあげないといけない。もし強引にでもドナーにさせたら、Eさんは、一番信頼すべき親に認めてもらえなかったと思うかもしれない。それは将来のEさんや親子関係に大きく影響する。親だからこそ、Eさんに対して、強制的にドナーにさせることはできない。

〈参考文献〉

ギリガン、キャロル『もうひとつの声——男女の道徳観のちがいと女性のアイデンティティ』岩男寿美子監訳、川島書店、1986

クーゼ、ヘルガ『ケアリング——看護婦・女性・倫理』竹内徹・村上弥生監訳、メディカ出版、2000

コールバーグ、ローレンス他『道徳性の発達と道徳教育——コールバーグ理論の展開と実践』岩佐信道訳、広池学園出版部、1987

佐藤典子『看護職の社会学』専修大学出版局、2007

ナイチンゲール、フローレンス『看護覚え書——何が看護であり、何が看護でないか』小林章夫・竹内喜訳、うぶすな書院、1998

中山將・高橋隆雄編『ケア論の射程』九州大学出版会、2001

ノディングス、ネル『ケアリング　倫理と道徳の教育——女性の観点から』立山善康他訳、
　　晃洋書房、1997
ハイデガー、マルティン『存在と時間』原佑他訳、中央公論新社、2003
メイヤロフ、ミルトン『ケアの本質』田村真・向野宣之訳、ゆみる出版、1987
ライク、ウォーレン・T「ケア」、生命倫理百科事典翻訳刊行委員会編集『生命倫理百科事
　　典』丸善、2007

第Ⅱ部

生命の始まり

第 **4** 章 ┃ 生殖補助医療

森本　誠一

■ はじめに

　近年、人々の生活様式や価値観が多様化し、結婚や家族のあり方も変化してきた。女性の社会進出が進んできたことや不安定な社会状況のなかで労働環境が変化してきたことにより、晩婚化・晩産化も進んできた。厚生労働省『人口動態統計』によると、2020年における初婚年齢の平均は30.2歳、女性がはじめて出産する年齢の平均は30.7歳となっており、これと呼応するように、不妊症に悩み生殖補助医療を利用する人の数も年々増加している。不妊には男性と女性の両方に原因があるものの、女性については加齢とともに自然に妊娠できる可能性が低下することが明らかとなっている。日本産科婦人科学会「ARTデータブック」によると、2018年に日本で実施された体外受精の件数は45.5万件、体外受精による出生数は5.7万人にのぼり、同年の出生数が約91.8万人であることから、現在の日本ではおよそ16人に1人が体外受精によって生まれていることになる。

　このように、われわれにとってますます身近なものになってきた生殖補助医療であるが、考えるべき倫理的問題も少なくない。本章では生殖補助医療がどのようなものか確認した上で、それらに関連する倫理的問題を見ていきたい。

1．生殖補助医療とは

　生殖補助医療（assisted reproductive technology：ART）とは、自然な妊娠が困難な場合に用いられる医療・技術の総称で、広くは人工授精から体外受精―胚移植、さらには代理出産や子宮移植まで含むものである。狭義には人工授精を含まないが、本章では不妊症の治療として施される医療を広く生殖補助医療と捉え、まずはその代表的なものを以下で紹介する。

（1）人工授精（artificial insemination）

　人工授精は、勃起や射精に障害がある場合、あるいは無精子症の場合など、

主に男性不妊の治療として古くは18世紀から行われているもので、医師が精液を子宮の中に注入することによって妊娠を促すものである。夫の精子を用いる配偶者間人工授精（artificial insemination by husband：AIH）と第三者の提供精子を用いる非配偶者間人工授精（artificial insemination by donor：AID）とに分けられる。夫以外の精子を用いる AID には倫理的な観点から問題を指摘する声もある。

　AID は無精子症などの理由によって夫の精子が利用できない場合や夫の持つ遺伝病を子に受け継がせたくない場合などに実施されるものである。また、がんなどの治療によって夫の精子が利用できなくなった場合にも提供精子を用いて AID を実施することがある。日本では1948年に慶應義塾大学で始められ、国内で実施された AID の約半数を担ってきた。ところが「子どもの権利条約」（1989年採択）以降、出自を知る権利を理由に提供者の情報が裁判等を通じて公表される可能性が高まってきたこともあり、近年は提供者の確保が困難になり、同大は2018年に AID の新規患者の受け入れを停止している。なお、2020年から国内初の医療機関を対象とした民間精子バンクが運営されている。

（2）体外受精──胚移植と顕微授精

　体外受精（in vitro fertilization：IVF）は、人工授精で妊娠・出産に至らなかった場合、生理不順や卵管の閉塞など排卵・卵管に障害がある場合に利用される技術である。これは、卵巣より採取した卵子と精子をシャーレの中でかけあわせ、培養した受精卵（胚）を子宮に移植するものである。ヒトの胚による体外受精にはじめて成功したのは1978年のイギリスで、日本でも1983年に体外受精によるはじめての子が誕生している。なお、次に紹介する顕微授精と区別して、IVF を一般体外受精と表現することもある。

　顕微授精（intracytoplasmic sperm injection：ICSI）は、精子の数が少ない場合や精子の運動が活発でない場合など、人工授精や一般体外受精では妊娠に至るのが困難な場合に用いられる技術である。電子顕微鏡を用いながら採取した卵子に精子を直接注入して授精させ、培養した受精卵（胚）を子宮に移植する。世界ではじめて顕微授精に成功したのは1992年のベルギーであるが、日本でも同年に成功し、現在では世界で最も多くの顕微授精が行われている。

（3）代理出産

　子を望む依頼者との契約によって第三者の女性が人工授精や体外受精などにより妊娠・出産することを代理出産と言い、代理で妊娠・出産する女性のことを代理母と言う。依頼者の精子を用いて人工授精により代理母が妊娠・出産するサロゲートマザーと、体外受精—胚移植により代理母が妊娠・出産するホストマザーとに大きく分けられる。

　代理出産の依頼者は、婚姻関係にある夫婦だけでなく、未婚のカップル、同性カップル、そしてシングルの場合もある。ロキタンスキー症候群により生まれつき子宮を持たない場合（先天性子宮性不妊）、あるいは子宮頸がん、卵巣がんなどの治療により手術で子宮を摘出した場合（後天性子宮性不妊）など、自ら妊娠・出産することは困難だが、どうしても自分たちの遺伝的性質を継いだ子が欲しいと望む者にとって、代理出産は現在のところ唯一の現実的な選択肢である。

　代理出産は1980年代に米国で始められ、1986年にはベビー M 事件として知られる代理母による子の引き渡し拒否をめぐる訴訟（後述）が起きている。日本では日本産科婦人科学会が「代理懐胎に関する見解」（2003年）において「代理懐胎の実施は認められない」との見解を出しているが、長野県にある諏訪マタニティークリニックの根津八紘医師は、姉妹間、母子間での代理出産実施例を報告しており、国内でも代理出産の是非をめぐって議論が続いている。

　様々なトラブルを受けて世界的にも規制が厳しくなっている代理出産であるが、現在でもアジア諸国を中心に商業的な代理出産が行われている。依頼する国や代理母を仲介する業者によっても異なるが、数百万円から数千万円の費用がかかるとされている。

（4）子宮移植

　代理出産と並び子宮性不妊の治療として近年注目を集めるようになってきたのが子宮移植である。生体ドナー、もしくは脳死ドナーから提供された子宮を移植することにより、これまで妊娠・出産を諦めざるをえなかった人たちにも治療の可能性が広がるものとして期待されている。

　子宮移植は、2000年にサウジアラビアで行われた事例をはじめとして、2014年にはスウェーデンで移植を受けた女性が出産に成功し、2021年３月時点で11

か国40例の出産が確認されている。国内では同年7月に日本医学会の検討委員会が臨床研究を認める報告書を出し、慶應義塾大学などが臨床試験実施に向けた準備を進めている。

（5）iPS細胞による生殖細胞の作製

iPS細胞とは、皮膚などの体細胞から作製された、様々な細胞へと分化させることのできる人工多能性幹細胞のことである。2015年には京都大学のグループがiPS細胞から精子や卵子のもとになる始原生殖細胞の誘導に成功しており、これまで病気や治療により自らの精子や卵子を利用することのできなかった患者にも自身の遺伝的性質を継いだ子を持つことができるようになると期待されている。また、この技術を応用すれば男性の体細胞から卵子を作製したり女性の体細胞から精子を作製したりすることも技術的には可能になると考えられており、すぐには実現できないかもしれないが、同性カップルの遺伝的性質を継いだ子を誕生させることもできるようになるだろう。

ただ、生命の操作がどこまで許されるのかという問題もあり、国内では「ヒトに関するクローン技術等の規制に関する法律」（2000年）や文部科学省「ヒトiPS細胞又はヒト組織幹細胞からの生殖細胞の作成を行う研究に関する指針」（2010年）によりiPS細胞やES細胞から作製した生殖細胞を用いて胚を作製することは禁止されている。

2．生殖補助医療をめぐる倫理的問題

これまで生殖補助医療の主な手法について確認してきたが、これらにはどのような倫理的問題があるのだろうか。以下で順に見ていこう。

（1）安全性をめぐる問題

体外受精を実施する場合、卵巣を刺激して排卵を誘発するために排卵誘発剤（性腺刺激ホルモン）を使用するが、これは卵巣過剰刺激症候群（ovarian hyperstimulation syndrome：OHSS）の発症や多胎妊娠などのリスクを伴うものである。また、採卵や妊娠・出産に伴うリスクもあり、第三者に危害を及ぼす可能性のある卵子提供、代理出産、生体ドナーからの子宮移植には倫理的問題があると指摘されている。

1978年にルイーズ・ブラウンが世界ではじめて体外受精によって誕生したと

き、安全性を懸念する声が多く上がった。これについては、実践例の積み重ね
とその後の追跡調査から杞憂にすぎなかったことが明らかになっている。た
だ、顕微授精や子宮移植のように新しく出てきた技術には、生まれてくる子へ
の影響がまだ十分には明らかになっていないものもある。安全性がよく分から
ないものについてどうするべきなのか、考えておく必要があるだろう。

（2）胚の取り扱いをめぐる問題

　体外受精では患者の身体的、精神的、経済的負担などを考慮して、1度に複
数の卵子を採取し受精卵（胚）を作製するのが一般的である。複数作製した胚
のうち1つまたは2つを子宮に移植すると、残りの胚は凍結保存することにな
る。もし不妊治療を受けるカップルが体外受精に成功しそれ以上の子を望まな
かった場合、余剰になった胚はどうすればよいのだろうか。

　「生命の萌芽」とも表現される受精卵、またはそれが細胞分裂した胚は、そ
の取り扱いをめぐってしばしば倫理的な議論の対象となる。カトリックでは受
精した瞬間に神が生命の息吹を吹き込んで人の命が誕生すると考え、中絶や、
胚を壊すことによって作製する ES 細胞の研究に反対の立場をとっている。こ
れとは逆に、人格（パーソン）であるかどうかを基準に道徳的地位を考える人
たちは、中絶や胚を壊すことについて倫理的問題があるとは考えない。何を
もって人の命と考えるかは文化的・社会的背景や宗教的な信念によっても異な
るが、社会的な混乱を招かないようにするためにも、お互いの立場を尊重しつ
つ合意形成を目指しておくことが求められる。

（3）多胎妊娠に伴う減胎手術の問題

　体外受精では複数の胚を移植することで妊娠・出産の確率が高くなる。た
だ、複数の胚を移植すれば多胎妊娠となる確率も高くなり、とくに三胎以上の
場合には、母子の生命健康を保護する観点から減胎手術（または減数手術）を行
うことがある。母体と残された胎児を保護するためとはいえ、事実上の中絶を
前提とするような胚移植のあり方が問題となる。また、障害のある胎児や望ま
ない性別の胎児を積極的に選んで手術を実施したとの報告もあり、こうした手
術のあり方は優生思想につながるとの批判もある。

　以上のことを踏まえ、日本産科婦人科学会は1996年に「『多胎妊娠』に関す
る見解」を出し、移植する胚の数を原則として3つまでに制限したが、2008年

には「生殖補助医療における多胎妊娠防止に関する見解」を改めて出し、移植する胚を原則１つ、「35歳以上の女性、または２回以上続けて妊娠不成立であった女性などについては」例外的に２つまで認めるとして規制を強めている。

（４）出自を知る権利と提供者のプライバシー

　第三者から提供された精子・卵子あるいは受精卵（胚）を用いて生まれた子にとって、出自を知る権利は尊くかけがえのないものである。他方、匿名を希望する提供者にとってもプライバシーが守られるかどうかは重大な関心事である。遺伝上の親や産みの親を知りたいと望む子の出自を知る権利と匿名を望む提供者や代理母のプライバシーが対立する場合、どちらの権利や利益を優先するべきなのだろうか。

　この問題に対する各国の制度や方針はまちまちで、当事者が混乱する事態も生じている。こうした中、日本では2020年に「生殖補助医療の提供等及びこれにより出生した子の親子関係に関する民法の特例に関する法律」（生殖補助医療法）が成立し、提供された卵子、受精卵（胚）、精子によって出生した子の親は出産した女性とその夫と定められた。このことは親子関係の安定につながると期待される一方で、子どもの出自を知る権利が制限されるのではないかと懸念する声もある。

（５）子の福祉をめぐる問題

　代理出産では、出自を知る権利以外にも子の福祉に関わる問題がたびたび生じている。

　1986年に米国で起こったベビーＭ事件は、いったん依頼者へ引き渡された子を代理母（サロゲートマザー）が一時的に預かったまま依頼者のもとへ返すのを拒んだため、代理出産により生まれた子の引き渡しなどを定めた契約の有効性や子どもの親権・養育権をめぐって裁判で争われたものである。

　これとは逆に、生まれた子に障害があるという理由で依頼者が子の受け取りを拒否するようなトラブルも起きている。2014年、タイで代理出産の依頼をしていたオーストラリア人夫婦は、生まれた双子のうち障害のある子の受け取りを拒否して大きな問題となった。

　日本ではタレントの向井亜紀さんが子宮頸がんのために手術で子宮を摘出した経験から、夫の高田延彦さんとともに米国で代理出産を依頼して2004年に２

児を得たものの、出生届が受理されず生まれた子たちは無戸籍の状態になってしまった。その後、特別養子縁組により法律上の親子関係が築かれ、無戸籍の状態は解消されている。

2008年にインドで起こったマンジ事件では、現地で代理出産を依頼していた日本人夫婦が子どもの生まれる前に離婚して出生証明書の発行が受けられなくなったため、生まれた子は無国籍となり、インドから出国させられないという事態へと発展した。このことはインドで商業的代理出産を規制しようとする動きへとつながった。

このように、代理出産によって生まれてくる子の福祉が犠牲となるような事例は少なくない。生殖補助医療をめぐっては、それを利用する者の利益だけでなく、生まれてくる子の福祉に深刻な影響が及ばないかどうかということについても十分に検討した上で慎重に進めていく必要がある。

（6）死後生殖の問題

技術の進歩により、精子・卵子あるいは受精卵（胚）を半永久的に凍結保存することが可能となった。そのため、がんの治療などにより精子や卵子が利用できなくなることを考えて、将来のためにこれらを凍結保存しておくことがある。だが、病気その他の理由によりパートナーが死亡した場合、凍結された精子や卵子の扱いはどうすればよいのだろうか。残された者がこれらを用いて生殖補助医療を受けることは認められるべきだろうか。

生殖補助医療を受けている間に夫婦の関係が悪化して治療を中断することもある。亡き夫、あるいは亡き妻の死後生殖に関する明確な意思表示・同意がなかったとしても、生前に行っていた不妊治療の継続は認められるべきだろうか。

こうした問題に答えるためには、まず当事者が何をどこまで同意しているのかを明確にする必要がある。その上で、現行の法制度や社会のなかで共有されている生命観、家族観などにも目を配りながら、人々の自己決定がどこまで及ぶのか、死後にも有効なのかどうか考えていかなければならない。

（7）商業的介入はどこまで許されるのか

医療機関を介さずに個人で利用可能な消費者直販型精子バンクがある。技術的に適正な仕方で凍結保存された精子を安全性の確認なども行って世界中に販

売する業者もあれば、SNS などで性交を通じて精子を直接提供すると謳ったものまで存在し、こうした業者や個人の実態を把握することは難しい。

たしかに、公的な制度の利用が困難な未婚の女性やレズビアンのカップルにとって、医療機関を介さずに利用できるサービスは魅力的に映るかもしれない。しかし、こうしたものを利用した場合、出生した子の出自を知る権利はどこまで守られるのだろうか。パートナーの同意なしに利用した場合、トラブルを引き起こす原因にはならないだろうか。十分な検査などを行っていない業者が、治療法のない感染症の原因となるウィルスや遺伝病の保因者の提供した精子を販売していたとしたらどうだろう。

また、卵子や受精卵（胚）について、生活に困窮した者がこれらを売ることに問題はないのだろうか。生命の萌芽ともされる受精卵（胚）の売買と人身売買の違いはどこにあるのだろうか。

海外では商業的な代理出産を合法化している国もあるが、代理母の仲介を商業的に行うことや生活に困窮した者が金銭目当てで代理母を引き受けることも職業選択ないし経済活動の自由として認められるべきだろうか。

生殖補助医療の商業的介入に関しては、一国内での規制が事実上機能せず、国によって基準が異なれば、生殖ツーリズムを生み出す要因にもなる。こうした生殖ツーリズムを受け入れる市場となるのは、主にアジア諸国であり、卵子提供者や代理母となるのは基本的に現地の貧しい女性たちである。他方、依頼者となるのは経済的に豊かな国の人々や現地の富裕層であり、ここに経済格差を背景とした依頼者と受け手との間の対等でない関係がある。

過度な規制は本来それを必要とする人たちの選択肢を奪うことにもなりかねない。かといってまったく規制をしなければ、それによって権利を侵害されたり安全を脅かされたりする人たちを生み出すことになってしまう。生殖補助医療への商業的介入について、当事者の自己決定が最大限尊重されるべきだとしても、貧富の格差などを背景に女性の身体や性を搾取することになっていないかどうか、結果として事実上の自己決定権を奪うことになっていないかどうか慎重に確かめて判断する必要がある。

3．生殖補助医療の適用拡大

　生殖補助医療の利用を望むのは、不妊の夫婦やカップルだけではない。本節では、生殖補助医療を不妊治療以外の目的で利用する際に生じてくる倫理的問題について考えてみよう。

（1）恣意的目的での利用

　遠心分離機を用いた精子選別や着床前診断を用いて胚の選別を行えば男女の産み分けが可能であり、筋ジストロフィなど伴性遺伝性疾患児の出生を回避するために産み分けを行うことがある。それでは、特定の性別の子を望むという理由でもこうした産み分けは認められるべきだろうか。

　また、医学的に見て妊娠・出産できないわけではないが、キャリアを継続するため、あるいは体型を維持したいといった個人的な事情で代理出産を望む場合、医療目的による代理出産と同じ基準で利用の可否を判断するのは適切だろうか。

　技術的には可能であっても、①どのような目的であれ倫理的な観点から利用が認められないもの（クローン人間作製など）がある一方、②医療目的では認められるがそれ以外の目的では認められないもの（着床前診断など）、さらに、③医療目的であるかどうかにかかわらず利用が認められるもの（美容整形など）がある。上記の例がこれらのどれに当てはまるのかは、社会の状況や社会のなかで広く共有されている価値観を踏まえながら倫理理論に照らし合わせて考えていかなければならない。

（2）性的マイノリティによる利用

　レズビアンやゲイの同性カップルが生殖補助医療の技術を利用して自らの遺伝的性質を継いだ子を望んでいる場合、異性のカップルと同じように認められるべきだろうか。たとえば、レズビアンのカップルであれば提供精子を利用して人工授精や体外受精により妊娠・出産することができるし、ゲイのカップルが卵子の提供を受けて代理出産により自らの遺伝的性質を継いだ子を得るということも現実にある。まだ現実的とは言えないが、ゲイのカップルが子宮移植を受けることで妊娠・出産できるようになる可能性もある。さらに、iPS細胞の技術を応用すれば、同性カップルの一方の体細胞から生殖細胞である精子や卵子を作製し、他方の生殖細胞と受精させることで同性カップルの遺伝的性質

を継いだ子を持つことも技術的には可能になるだろう。

　倫理的に重要な点で違いがなければ「等しいものは等しく扱わなければならない」というのが正義の原則であるが、何が倫理的に重要なことなのかが問題となる。性的マイノリティとそうでない者とを区別して、性的マイノリティにだけ生殖補助医療の利用を制限することや、性的マイノリティに対してだけ性と生殖に関する健康・権利（reproductive health and rights）を認めない合理的根拠は考えられるだろうか。

■ おわりに

　晩婚化・晩産化という社会的不妊の大きな原因を生み出している状況は一層深刻になり、生殖補助医療を必要とする人たちは今後も増え続けるだろう。その期待に応えるかのように生殖を補助する医療・技術も日々進歩し続けている。だが、技術の進歩はわれわれの生活を豊かにしてくれる一方で、新たな倫理的問題を生じさせるものである。

　本章では生殖補助医療に関連する問題をできるだけ幅広く取り上げるように心がけてきた。ただ、十分に扱えなかった問題やこれから新たに生じてくる問題もあるだろう。本章を見取り図として生殖補助医療に関連する倫理的問題の大枠を学んだら、次は参考文献、新聞、インターネットなどにあたりながら細かい内容や新しい問題を自ら学修するようにしてもらいたい。また、この分野は他の分野に比べて非常に変化が早いので、本章で紹介したデータなども常に最新のものを確認しておく必要がある。生殖補助医療は医療・技術だけでなく倫理的、法的、社会的問題とも密接に関連するものであり、誰もが一人ひとりの問題として考えることが求められる。

〈問と応答〉

①　余剰胚の取り扱いをめぐって

　35歳で結婚したFさんは、夫とともに子どもを強く望んでおり、結婚後すぐに不妊治療を始め、体外受精を行うことになった。医師から説明を受け、Fさんの年齢や世帯収入なども考慮して、複数の卵子を採取・受精させたのち、移植に用いなかった受精卵（胚）は次回以降のために凍結保存することにした。幸いにもFさんは1回

目の体外受精で成功し、まもなく1児を得た。ただ、Fさんは夫婦ともに非正規雇用のため収入その他の面で不安があり2人目の子は望んでおらず、凍結保存していた受精卵（胚）の扱いをめぐって悩んでいる。Fさんは余剰となった受精卵（胚）をどうするべきなのだろうか。

[A]　受精卵（胚）はすでに人の命であり、尊厳のある存在である。したがって、どのような理由であれ、ひとたび受精卵（胚）を作製したならば責任をもって利用するべきであり、どうしてもFさん夫婦が利用できない場合には、不妊で困っている人たちに提供するべきである。

[B]　受精卵（胚）はたんなる細胞のかたまりにすぎず、成長してわれわれと同じ人格（パーソン）になるとしても、その時点でわれわれと同等の権利を持っているわけではない。したがって、一定の配慮は要するとしても、他に利用する選択肢がなければ廃棄すればよく、そのことについて倫理的な問題は生じない。

[C]　ヒトの胚は医学などの研究をする上でたいへん有用であるものの、わざわざ研究のためにヒトの胚を作製することは倫理的なハードルが高く難しい。もし余剰になった胚があるならば、廃棄するよりも研究のために資する方がよく、研究のために提供するべきである。

②　海外での代理出産

　生まれながら子宮を持たないロキタンスキー症候群のKさんは、青年実業家の男性と結婚し、夫婦で話し合った結果、インドで代理出産を依頼することにした。このような行為は倫理的に許されるだろうか。

[A]　代理出産は、自らの子が欲しいと願う依頼者の希望をかなえるために代理母となる女性の身体や性をたんなる手段として利用することであり、人格の持つ尊厳を傷つける行為に他ならない。このような行為は誰にも許されず、代理出産は行うべきではない。

[B]　自分の身体をどのように用いるかは本人が決めることであり、代理出産を引き受けるかどうかも妊娠・出産する女性が自ら決めることである。したがって、商業的であるかどうかにかかわらず、依頼者と受け手がお互いに同意しているのであれば、代理出産は認められるべきである。

[C]　依頼者とそれを引き受ける現地の女性との間には圧倒的な経済格差があり、契約の上で両者が同意しているとしても、どこまで自発的で自由な選択によるものなのかは分からない。このような生殖ツーリズムは、当事者間の対等でない関係を前提とし

ており、倫理的に認められない。

[D] 代理出産やそのための卵子提供には現実的な身体的リスクが伴うものである。健康な人に対してこのようなリスクを負わせるのは、個人として認められる自己決定の範囲を超えており、倫理的には許されない。

〈**参考文献**〉

石原理『生殖医療の衝撃』講談社、2016

大野和基『代理出産——生殖ビジネスと命の尊厳』集英社、2009

神里彩子・成澤光編『生殖補助医療——生命倫理と法・基本資料集　3』信山社、2008

菅沼信彦・盛永審一郎（責任編集）『シリーズ生命倫理学　第6巻　生殖医療』丸善出版、2012

柘植あづみ『妊娠を考える——〈からだ〉をめぐるポリティクス』NTT出版、2010

————『生殖技術——不妊治療と再生医療は社会に何をもたらすか』みすず書房、2012

仁志田博司『出生と死をめぐる生命倫理——連続と不連続の思想』医学書院、2015

日比野由利『ルポ　生殖ビジネス——世界で「出産」はどう商品化されているか』朝日新聞出版、2015

宮下洋一『卵子探しています——世界の不妊・生殖医療現場を訪ねて』小学館、2015

吉村泰典監修、大須賀穣他編『生殖医療ポケットマニュアル』医学書院、2014

第5章 人工妊娠中絶と出生前診断、着床前診断

森 芳周

■ はじめに

　何らかの理由で妊娠の継続ができなくなった場合に、胚・胎児を人工的に体外に排出させることを人工妊娠中絶（以下、中絶）という。この章では、中絶が倫理的に容認できるかどうかについての議論を取り上げる。また、中絶の問題と関連して、胎児や胚の選別を前提としているとも言われる、妊娠中に胎児の障害や疾患を診断する技術である出生前診断と、体外にある胚の段階で疾患を診断する技術である着床前診断の規制と倫理的問題も検討する。

1．人工妊娠中絶

（1）日本の中絶規制

　日本の中絶規制をまず見ておこう。刑法には堕胎罪があり、中絶した女性も、中絶させた者も処罰されることになっている。ただし、母体保護法に、中絶を処罰しない場合が規定されている。母体保護法第14条の「医師による人工妊娠中絶」の規定によると、「妊娠の継続又は分娩が身体的又は経済的理由により母体の健康を著しく害するおそれのあるもの」、あるいは「暴行若しくは脅迫によって又は抵抗若しくは拒絶することができない間に姦淫されて妊娠したもの」に該当するとき、中絶を行うことができる。中絶ができる期限は、胎児が母体外で生命を維持することのできない時期までである。この期限は医学の進歩とともに徐々に短くなっており、現行は1990年に定められた妊娠22週未満である。

　日本では、中絶手術を受けることが比較的容易であるが、中絶が女性の権利として認められているわけではない。母体保護法が規定する事項を満たす場合に限って中絶が可能である。このような中絶規制は、適応規制型または適応モデルと呼ばれる。適応とは、「条件」「条件に合うこと」という意味である。母体保護法に定められている中絶の適応について言うと、母体の健康を理由とし

た医学的適応、経済的適応（社会的適応とも呼ばれる）、そして暴行により妊娠した場合の倫理的適応である。どのような適応を認めるか、またそれをどのように解釈するかによって規制の強弱が変わってくる。なお、日本で中絶手術が比較的容易に受けられるのは、経済的適応を認めているからである。2019年度の中絶件数は約15万6000件で、その大半は経済的適応によると考えられる。

（2）諸外国の事情

　中絶に関して、日本の規制が国際的に見て「標準的」であるわけではない。中絶に関する規制は、その国の社会的、歴史的、政治的事情によって様々である。ただし、いくつかのモデルに分類することは可能である。それぞれのモデルを見ておこう。

　もっとも厳格な中絶規制が禁止型である。これは、中絶を刑法や中絶禁止法などで禁止し、いかなる適応も明示されないものである（例外的に、裁判所の許可によって中絶が可能となる場合もある）。このモデルを採用するのは、中南米のエルサルバドルやニカラグアなどごく限られた国である。また、かつてはアイルランドやチリも禁止型を採用する国として知られていたが、批判もあって中絶規制を緩和する法改正が実現した。

　次に厳格な規制が適応規制型である。日本のように中絶を原則として禁止しつつ、一定の条件を満たす場合に中絶を容認するものである。この適応規制型は、どのような適応を定めるか、それをどの程度厳格に運用するか、そして出生までのどの段階まで中絶を容認するかによって厳格さには差が出る。一般的には、日本のように社会的適応を認めると弱い規制となり、妊娠の継続により母体の生命に危険が及ぶ場合という医学的適応や、暴行による妊娠という倫理的適応のみに限ると強い規制になる。また、胎児の障害や疾患を中絶の要件にする胎児適応を認める国もある。

　一定の期限内であれば、自由な意思によって中絶を可能とするものが期限規制型である。たとえば、妊娠12週までは要件なしで女性の自由な意思で中絶可能で、12週をこえる場合は適応がない限り中絶を禁止するといったものである。このモデルを採用するのは、米国や中国などである。また、ドイツは、一定の期限内であることに加えて公認されたカウンセリングを受けることを中絶の要件にしている。これは相談型と言われる（討議型、対話型とも呼ばれる）。

（3）倫理的議論

　妊娠中絶の倫理的な議論を見ておこう。中絶が倫理的に容認できないという議論もあれば、倫理的に容認できるとする議論もあり、また容認できるとする立場でもその根拠について一致しているわけではない。ここでは、①中絶を倫理的に容認できないとする立場、②パーソン論による中絶容認論、③フェミニズムによる中絶容認論を取り上げる。

①　中絶を倫理的に容認できないとする立場

　この立場の主張は、胚や胎児であっても出生後の子どもや成人と同様に生存する権利を持ち、中絶は端的に殺人と同じであるというものである。したがって、中絶は倫理的に容認できないとする。この立場は、カトリックや、一部のプロテスタントによっておもに受け入れられている。日本では、中絶に対する大きな反対運動は見られないが、米国では1973年に連邦最高裁判所が一定期間までの中絶を女性のプライバシー権として認める判決（テキサス州において厳格な中絶規制を定めた州法が違憲とされた判決で、ロウ判決と呼ばれる）を出した後でも、現在まで国を二分する問題となっている。急進的な中絶反対派によって中絶クリニックが襲撃される事件も繰り返し起こっている。

　受精卵や胚、妊娠初期の胎児は、出生後の子どもや成人と同じような形態をしているわけではないので、受精卵や胚、胎児に出生後の子どもや成人と同様の生存権を認めるのはおかしいのではないかという疑問があるかもしれない。この疑問に対して中絶反対派は、次のように答えるだろう。受精の段階から出生まで、受精卵から胚、胎児、そして出生後の子どもへと連続的に成長をしており、その成長のどこかの段階で、生存権を持つ／持たないという境目を入れるのは不合理である、と。

②　パーソン論による中絶容認論

　この立場は、中絶を倫理的に容認できないとする立場とはちがって、受精の段階から出生までの間に、胎児の生命が保護されるべき段階とそうでない段階の線引きが可能であると主張する。どこで線引きするかというと、パーソン（person）である段階とそれ以前の段階である。パーソンとは、「人格」あるいは「ひと」を指す言葉であり、パーソン論とは、たんに生物学的意味での人間（「ヒト」と表記する）と、生存する権利を持つ人間（「ひと」と表記する）とを区

別し、ヒトであるだけでは生存する権利をもたず、ひと（パーソン）であることで、初めて生存する権利を持つと主張する。

　では、どのようなヒトがひとであると言えるのか。これについて、パーソン論者のなかで一致する回答があるわけではない。パーソン論者の主張を２つ紹介しておこう。哲学者マイケル・トゥーリーは「妊娠中絶と新生児殺し」(1972年)という論文のなかで、自己意識を備えていることを「ひと」であることの要件としている。自己意識とは、自己についての観念を備えており、さらにその人が自らそのような持続的実体であると信じていることである。このようなひとは主体として生存することを欲求している。そして、そう願っているひとを殺してはならない。それに対して、胎児にはそのような自己意識が欠けているため、中絶は倫理的に容認できると主張する。さらには胎児の段階だけでなく、出生後間もない新生児も自己意識を欠いており、新生児殺しも倫理的に許容できると述べている。

　もう１つの主張は、哲学者メアリ・A・ウォレンが「妊娠中絶の道徳的・法的位置づけ」(1973年)という論文のなかで述べているものである。ウォレンは、ひとの特徴としてトゥーリーとは異なった基準を提示している。ウォレンは、「ひと」であることの中心的な特徴として、意識（とくに痛みを感じる能力）、推論能力、自発的な活動、コミュケーション能力、自己意識という５つの基準をあげ、ある個体がこの５つの基準すべてを欠いている場合はひとではないとしている。そして、胎児はひとではなく、中絶は容認できると主張する。

　中絶が倫理的に容認できるとする明確な根拠をパーソン論は与えてくれる。ただし、トゥーリーやウォレン、その他のパーソン論者が提示するひとの要件は、胎児だけに関わるのではなく、重度の認知症や遷延性意識障害、脳死状態の人の生存する権利の有無にも関わってくる。

③　フェミニズムによる中絶容認論

　フェミニズムによる中絶容認の主張は、1960年代ごろから始まる女性解放運動のなかで重要な位置を占めるものだった。中絶が非合法だった時代には、危険な中絶方法を試みて命を落とす女性もおり、その状況を改革しようという歴史的な背景を持って主張される。フェミニズムもパーソン論も、中絶が倫理的に容認できると主張するが、その根拠について意見は一致しない。

非フェミニズムによる中絶反対／容認のどちらの主張とも、中絶が倫理的に容認されるか否かを、女性のおかれた状況を無視して、そこから独立した倫理的問題として議論する。このことをフェミニズムは批判する。つまり、非フェミニズムによる議論は、胎児の道徳的地位にのみ焦点を当てており、配慮されるべき主体であるはずの妊娠した女性がおかれている状況が、無視されているというのである。非フェミニズムの中絶反対派は、胎児を、妊娠した女性から独立した保護すべきひとであると見なすが、フェミニズムによると、胎児は出生に至るまでは妊娠した女性の身体内部で生育するものであり、妊娠した女性こそが妊娠を継続するか継続しないかの決定権を持つ。

　結論としては、フェミニズムは、望まない妊娠により、あるいは妊娠中に何らかの事情で妊娠を継続できなくなったとき、女性の自由な意思による中絶が容認されるべきだと主張する。中絶を容認する点では、パーソン論と一致しているが、出生直後の新生児の生存権を認めないとまでは主張しない。また、生殖について本当の意味での自発的な選択が可能になることを求めるので、中絶それ自体の権利だけではなく、避妊手段、中絶へのアクセスのしやすさ、あるいは女性がセックスを拒絶する権利、出生後の子どもへの十分なケアなど、社会的、制度的な面で中絶を避ける方法が確保されることを求める。性と生殖に関する健康・権利（reproductive health and rights）をめぐる広範な主張の一環として、中絶の自由の要求が位置づけられている。

２．出生前診断

（１）出生前診断とその目的

　出生前診断とは、胎児の段階で、その胎児の検査に基づいて障害や疾患の有無を診断するものである。診断の結果、治療可能な疾患が胎児に判明した場合には、胎児の段階で治療が行われることもある。判明する障害や疾患は検査方法によって異なるが、よく知られているものとして、18トリソミー（エドワーズ症候群の原因となる）、21トリソミー（ダウン症候群の原因となる）などの染色体異常がある。胎児の染色体異常が判明した場合には中絶が選択されることがある。このように胎児の障害や疾患を理由とした中絶を「選択的中絶」という。出生前診断が倫理的な問題を含んでいるのは、こうした事情からである。

出生前の検査には、流産などの危険性のない非侵襲的検査と、その危険性がある侵襲的検査がある。前者には、母体血清マーカー検査、超音波検査などがあり、母体血清マーカー検査は胎児が特定の疾患を持つ確率が判明する「非確定的検査」である。後者の侵襲的検査には、母体から胎児由来の細胞を採取して検査し、障害や疾患の有無を確定する羊水検査や絨毛検査があり、これらは「確定的検査」である。

　超音波検査は、妊娠初期から全妊娠期間にわたって行われる。胎児の形態異常が判明することがあり、非侵襲的ではあるが確定的検査ともなりうる。超音波検査の中には、染色体異常に特徴的な形態、いわゆるソフトマーカーの同定を行い、それを母体血清マーカー検査の結果と合わせて胎児の疾患の確率を算出するものもあるが、これは非確定的検査である。

　非確定的検査であっても、妊婦とその配偶者にはインフォームド・コンセント取得手続きが必要であるが、十分な情報が伝えられないままに、妊婦が検査を受けることもある。そのため、厚生労働省の専門委員会は1999年の段階で「母体血清マーカー検査に関する見解」を出し、妊婦に対して積極的には勧めないこととし、実施する場合に配慮すべきことをまとめた。日本ではこのような見解が出されていることもあり、母体血清マーカー検査を受けるのは、全妊婦のうち数パーセントである。しかし、イギリスでは出生前診断が公費でまかなわれ、積極的に受けるよう妊婦に対して勧められる。胎児に重篤な疾患が判明した場合に、中絶の選択を可能にするための検査にもなっている。このような状況から、出生前診断が、社会からの障害者の排除という優生学的な作用をもたらしているという批判がある。

（2）新出生前検査の登場と課題

　非確定的検査ではあるが、妊婦の血液を採取して検査する母体血清マーカー検査よりも精度の高い検査が、日本で2013年から臨床研究として開始された。その検査が「無侵襲的出生前遺伝学的検査（non-invasive prenatal genetic testing：NIPT）」である。この検査は、母体血胎児染色体検査、新型出生前診断、新出生前診断などと言われている。ただし、新しい診断方法が確立されたわけではなく、新たな検査方法の登場であるので、ここでは「新出生前検査」と呼ぶことにする。

新出生前検査は、妊婦の血液を採取し、その血液中に含まれる胎児由来の
DNA を解析し染色体異常を調べるものである。検査対象となる染色体異常
は、13トリソミー、18トリソミー、21トリソミーである。母体血を用いるため
に非侵襲的であるが、母体血清マーカー検査よりも格段に精度が高い。また、
母体血清マーカー検査が妊娠15週ごろから可能であるのに対して、新出生前検
査は妊娠10週ごろから実施が可能である。精度の高さが当初大きく報道された
が、検査の結果で陽性となり、実際に染色体異常があるのは 8 割程度である
（妊婦の年齢や染色体異常の種類によって陽性的中率は異なる）。したがって、確定的
検査としての羊水検査が必要である。日本で臨床研究が開始された当初の実施
状況を示しておこう。2013年 4 月からの 1 年間で7740人が新出生前検査を受
け、142人が陽性と判定され、羊水検査などで染色体異常が確定した数は113人
であった。そして、110人が中絶を選択している（確定的検査を受けずに中絶する
例も含む）。

　日本産科婦人科学会は、新出生前検査の開始にあたって「母体血を用いた新
しい出生前遺伝学的検査に関する指針」（2013年）を出した。このなかで、新出
生前検査を受けることのできる妊婦の要件を示している。対象となる妊婦は、
他の検査で染色体異常の可能性が示された者、過去に染色体異常の子どもを妊
娠したことのある者、高齢妊娠の者、夫婦のどちらかが遺伝的に染色体異常の
要因を持つ者である。この他に、日本医学会が認定した医療機関でのみ実施す
ること、遺伝カウンセリングを行うことなども定めている。

　しかし、倫理的な懸念が払拭されたわけではない。日本で実施されている新
出生前検査で検査可能な疾患は、先に述べた 3 つのトリソミーに限られる。こ
れらの疾患は先天的な染色体異常の25％程度であり、染色体異常に限らず子ど
もが他の疾患を持って生まれてくる可能性は排除されていない。にもかかわら
ず、特定の染色体異常がターゲットとされると、それを持って生まれた子ども
とその親への偏見を増幅することにもなりかねない。ただ、新出生前検査では
他の染色体異常の検査も技術的には可能になっている。検査される疾患と、検
査対象となる妊婦を拡大すべきだとの意見も出ている。また、認定された医療
機関では遺伝カウンセリングの体制も整備されているが、新出生前検査を提供
する認定外の施設も増えており、十分なカウンセリングが提供されていないこ

とが問題視されている。

3．着床前診断

（1）着床前診断とその目的

　着床前診断とは、体外受精によって作製された受精卵が4～8細胞期の胚となったとき、一部の細胞を採取して遺伝学的な検査を行い、異常の有無や性別を診断するものである。通常は排卵誘発剤を用いて複数の卵子を採取して複数の胚を作製し、検査によって得られた異常のない胚のみを子宮内に移植する。着床前診断は、出生前診断よりも高度な技術を要し、出生前診断とは異なり誰でも希望すれば受診できるものではない。また、着床前診断には、胚の診断とは別に、卵子由来の遺伝学的検査である極体検査による診断法もある。

　着床前診断の目的は、おもには遺伝性疾患の回避、妊娠・出産率の向上である。具体的には、単一遺伝子疾患の原因となる遺伝子の有無、デュシェンヌ型筋ジストロフィーのように男性にのみ発症する疾患では性別の判定、習慣流産の原因となる染色体異常の有無などを検査する。この他に、男女の産み分けや、兄姉への移植に適合するドナーベビー（救いの弟妹とも呼ばれる）のための検査も一部では行われている。

　日本では法律による明確な規制はなく、日本産科婦人科学会（以下、学会）の会告「着床前診断に関する見解」（1998年）が、学会員に対する規制ではあるが、ある程度実効性を持った指針となっている。当初は「重篤な遺伝性疾患」に限って着床前診断を容認するものであった。その後、不妊治療の一環として、すなわち染色体の構造異常を原因とする習慣流産（両親のどちらかの転座と呼ばれる染色体異常が原因となって、流産を繰り返す場合）も対象とされるようになった。

　最近では、原因不明の習慣流産をする夫婦や、3回以上の体外受精で妊娠しなかった夫婦を対象に、胚の染色体の数的異常を検査する着床前診断を、臨床研究として実施することを学会は容認した。しかし、これより前に大谷レディスクリニックの大谷徹郎、諏訪マタニティークリニックの根津八紘らの産婦人科医は、学会の指針に違反して21トリソミーなどの染色体異常を検査する着床前診断をすでに実施している。この手法は「着床前スクリーニング」と呼ばれ

ており、21トリソミーのように、「重篤な遺伝性疾患」ではない疾患が判明した胚は廃棄される。それゆえ、従来容認されていた着床前診断とは本質的に異なるレベルのものである。

（2）倫理的問題

　着床前診断は、重篤な遺伝性疾患を持つ子を産む可能性の高い夫婦が健康な子どもをもち、流産を繰り返す女性が正常に妊娠し出産できる希望を与えてくれるものである。また、着床前スクリーニングによって染色体の数的異常を排除することは、妊娠に至った段階で出生前診断を行って、胎児の疾患が判明したときに中絶する精神的、身体的負担を回避できるものだと言えるかもしれない。また、より一般化した段階では、がんなどの疾患が発症するリスクの高い遺伝子を回避するための診断も行われうる。

　しかし、着床前診断も倫理的な問題を抱えている。着床前診断が胚の選別を目的とした検査という点である。生まれてもよい生命と、生まれるべきでない生命とを胚の段階で選別し、選別対象となる疾患があらかじめ医学的に決定されている。出生前診断では胎児の疾患や障害が判明した場合は、産むべきか産まざるべきかという葛藤があり、それでも産むという選択もありうるが、着床前診断の場合はその選択は初めから存在しない。そして、対象となった疾患を持って現に生きている人の生存権への脅威となる──着床前診断は「あなた方は生まれない方がよかった」というメッセージを送っている──という批判がある。また、生命学を提唱する森岡正博は『無痛文明論』のなかで、出生前診断から着床前診断への技術の発達は、できるだけ初期の段階で生命の質を検査し、障害を持った子の出生や、選択的中絶を選ぶ苦しさをあらかじめ消去するための「予防的無痛化」の成果だと指摘し、これらの技術を批判している。

　ただ、着床前診断の「福音」は、疾患の排除や妊娠率の向上だけではない。着床前診断による胚の選別は医学的目的に限らないし、生まれてくる子ども自身の利益にかなうものでないこともある。たとえば、胚の段階で性別を検査し、両親が希望する性を持つ胚を子宮内に移植することが可能である。また、病気の子への骨髄移植などを目的にして、着床前診断によって組織が適合する胚を選ぶというドナーベビーのための検査も可能である。これらの検査は優生学という批判は当たらないとしても、人間の道具化であると批判することがで

きる。

■ おわりに

　本章では、中絶、出生前診断、着床前診断に関する倫理的な議論を取り上げた。最後に１つ付け加えておきたい。これらの技術の利用や普及については、賛否が大きく分かれるところである。それゆえ、当事者としてこれらの技術の利用を検討するときには、夫婦間、家族間で十分に話し合うことも大切である。たとえば、夫婦の一方が、当然のように出生前診断を受け、障害がわかった場合には中絶を選択すべきだと考えているとしても、もう一方がそのことを倫理的に許容できないかもしれない。その場合には安易な決定は、夫婦間に深刻な心理的な分断を生むだろう。個人的な信念や倫理的な議論とは別に、当事者としてどのように合意を形成するかも考えておくべき問題である。

〈問と応答〉

① 出生前診断の普及

> 　新出生前検査によって、従来の母体血清マーカー検査よりも格段に高い精度で、胎児の染色体異常を検査できるようになった。結果が陽性となった場合は確定的検査を実施し、胎児の染色体異常が判明すると、その多くが中絶する。新出生前検査は、妊婦の年齢が下がると陽性的中率も下がるが、将来的に精度が向上し、判別できる疾患も増加するとして、非侵襲的で精度の高い出生前診断はより広く普及されるべきだろうか。

[A]　出生前診断は積極的に普及させるべきではない。染色体異常を判別する精度が上がり、ターゲットとなる疾患が増加するとしても、先天的疾患を網羅的に判別することは難しく、恣意的なターゲットが新たに増やされるだけである。ただし、出生前診断全般を禁止することも、社会の混乱を招くために避けるべきであり、診断前のカウンセリングを法律で義務づけるなど、出生前診断の規制を強化すべきである。

[B]　非侵襲的で精度が高い出生前診断があるならば、全妊婦に対して十分な説明がなされるべきである。そのうえで、それぞれが受けるか受けないかを決めればよい。出生前診断を禁止したり、普及を抑制することは、妊婦または夫婦の幸福追求権を無視するものである。

[C]　出生前診断の精度が高く安全であれば、妊婦に対して検査を受けるよう勧め、積

極的に普及させるべきである。普及促進のために検査費用は公費で賄われてもよいだろう。検査結果によって妊婦が選択的中絶をすることで、治ることのない疾患を持った子の出生を減らすことができれば、国はその分の社会保障費を減らすことができる。

② ドナーベビーのための検査

> Xさんには、重篤な遺伝性血液疾患を持つ息子がいる。その息子は、造血幹細胞の移植によってしか命が助からないが、移植に適合する型を持った者が家族内には見つからなかった。このため、Xさん夫婦は体外受精を行い、着床前診断によって移植に適合する型を持った胚を選んで、子どもをもうけることにした。そして、生まれてきた子が病気の息子に造血幹細胞を提供することで、息子の病気は治った。このように、移植目的で親が子どもをもうけることは倫理的に容認できるだろうか。

[A]　病気に苦しむ兄のためであっても、後から生まれてくる子どもにドナーとしての役割を負わせて子どもをもうけることは、人間を道具として扱うことであり、絶対に容認できない。これが許されるならば、家族や親族への移植用の肝臓や腎臓などの供給元として、子どもをもうけることも許されることになるだろう。

[B]　後から生まれてきた子どもの心理面への影響が未知であり、その子どものためを思うのであれば容認できない。もしかすると、自分の役割を誇りに思うかもしれないが、自分の存在意義に疑問を抱き深刻な心理的負担を感じることもあるだろう。

[C]　どのような子どもを持ちたいと思うかは、Xさん夫婦の自由であって、第三者が口を出すべきことではない。まして、デザイナーベビーのように、たんに夫婦の好みにあった子どもを作るわけではなく、病気の子どもを救うためなのであれば容認できる。

〈参考文献〉

江口聡編・監訳『妊娠中絶の生命倫理——哲学者たちは何を議論したか』勁草書房、2011

荻野美穂『中絶論争とアメリカ社会——身体をめぐる戦争』岩波書店、2012

————『女のからだ——フェミニズム以後』岩波書店、2014

河合蘭『出生前診断——出産ジャーナリストが見つめた現状と未来』朝日新聞出版、2015

齋藤有紀子編著『母体保護法とわたしたち』明石書店、2002

シンガー、ピーター『実践の倫理　新版』昭和堂、1999

塚原久美『中絶技術とリプロダクティヴ・ライツ——フェミニスト倫理の視点から』勁草書房、2014

利光惠子『受精卵診断と出生前診断——その導入をめぐる争いの現代史』生活書院、2012

森岡正博『無痛文明論』トランスビュー、2003

第6章 子どもの医療

福田八寿絵

■ はじめに

　子どもの人権、人格が認められるのはどの段階なのか。本章では、子どもの医療をめぐる倫理的課題、とくに同意能力が未発達な段階にある小児の問題に焦点を当てる。小児医療における技術の進展に伴い、従来は困難であった新生児・小児の蘇生や生命維持が可能となった。そこで重症仮死、致死的奇形、超低体重児などの治療方針の選択をめぐり、医療者と家族が倫理的課題に直面することも少なくない。子どもの心身機能や認知能力は発達段階における個人差が大きく、個々の判断の際に、家庭環境における子どもの位置づけ、親の役割をも考慮する必要が生じる。子どもの医療に関する選択権の主体は誰か、小児の治療中止や差し控え、治験、研究参加をめぐる倫理的課題について検討してみよう。

1. 子どもの定義と小児医療の特色

　小児期は新生児期からおおむね15歳までとされている。新生児期（生後４週未満まで）、乳児期（生後１年未満まで）、幼児期（１歳から６歳の就学前まで）、学童期（６歳から12歳まで）、12歳から18歳までは思春期・青少年期と分類される。これらを包摂して「子どもの権利条約」では18歳未満の未成年を「子ども」と定義している。

　本章で議論の中心とする小児医療は、その特徴として以下の５点があげられる。①成人であれば安全な医療行為も小児には障害のリスクとなる。②代謝機能が未発達なため、薬剤等の感受性が成人とは異なり、治療時期によって一生にわたる障害が残る場合がある。③発達途上ゆえの疾患がある。④脳機能など機能的な可塑性が高く、回復力がある。⑤一卵性双生児であっても罹患する疾患は異なる等、小児の成育環境による影響も大きいため、とくに留意すべき点が多い。

２．子どもの自己決定権と意思決定をめぐる倫理

医療行為、医学研究への参加は、リスクを伴うことから、医療行為の選択や、臨床研究への参加に関し、本人の同意が要件となる。とはいえ、子どもは社会経験の不足や認知能力の不足などで医療者や研究者の説明内容の理解が必ずしも十分ではなく、結果的にリスクの大きい選択をしてしまう可能性もある。そこで、医療行為の選択、研究への参加・不参加の決定を誰がどのように行うのか、子どもの人格や自己決定権を尊重する観点から、同意をめぐる倫理について検討しよう。

（１）子どもの自律原則――インフォームド・コンセントとインフォームド・アセント

インフォームド・コンセントとは、治療を受けるあるいは医学研究に参加する当事者が自発的に与える同意を言う。これは実施予定の治療法や研究内容、他の代替法に関する説明を受け、説明を十分に理解することが前提となる。インフォームド・コンセントは、子どものように当事者の判断能力がないか、もしくは不十分な場合、当事者に代わり、もしくは当事者とともに補完的に同意、許可を与える親権者等の「代諾者」にも適用される。

同意能力が十分でない小児であっても研究や医療行為について理解し、自分の希望、意思を表明することも可能であれば、本人に説明し、研究参加や医療行為の実施について法的義務ではないが賛意（アセント）を得ることが求められる。これをインフォームド・アセントと言う。いずれも同意や賛意の有効性の条件として、本人の同意能力の有無が問題となる。

（２）同意能力の評価

同意能力の有無の評価には、①患者・被験者の下した決定の合理性に焦点を当て判断する「結果アプローチ」、②患者の年齢や精神疾患の罹患の有無によって判断する「状態アプローチ」、③決定を下す時点で患者がどの程度同意能力を具備しているかを判断する「機能アプローチ」がある。長期入院している子どもは、自らの疾患について理解が深く、同意能力を有していると考えられる場合も少なくない。

子どもの発達段階、成熟度を考慮すると「機能アプローチ」が望ましいと考えられるが、実務上は、個別に同意能力を評価し、インフォームド・コンセント、インフォームド・アセントのいずれの取得手続きの対象となるのか、その

基準を客観的に示すのは難しい。そこで、医療者が主観的、裁量的に判断する可能性がある。また、治療方法の選択、医学研究への参加の意思に関して子どもの同意能力は、そのリスクの程度によって判断すべきであると考えられる。たとえば非常にリスクの高い医療行為については、非常に高い同意能力が求められ、逆に通常の診療でリスクの低い医療行為では同意能力が低くともそれほど問題にはならない。イギリスやカナダなどで用いられている「ギリック権限」と呼ばれる原則（Gillick Competence rule）では、子どもの同意能力に応じて、親の同意なしに子ども自身が意思決定できる。ただし、これは子どもがその医療行為や研究参加に同意する場合に限られ、拒否する場合には用いられず、子どもには必要な治療を提供すべきであるという考え方が基礎となっている。子どもの権利を担保するために同意能力評価ツールの研究が開始されているが、現状では標準化されていない。

（３）家族の許可と親権、代諾・代行判断

　子どもに対する医療行為や研究参加では、代諾者あるいは許可を与える主体が問題となる。代理による決定は、①代理判断基準、②最善の利益基準という２つの基準によって妥当性が判断される。すなわち、①においては、家族は患者の意思を最も知りうる者、子どもの意思を推定できる者という観点から、②は、患者にとって最善の利益を判断しうる者であるという考え方に基づく。

　厚生労働省「医薬品の臨床試験の実施の基準に関する省令」（GCP省令）第２条ガイダンス11によれば、代諾者あるいは研究参加や医療行為の許可を与える主体には、子どもの生活や精神状態をも含め、子どもの最善の利益を図ることを要請している。この解釈では親権者であるからといって必ずしも代諾者として認められない場合があり、代諾者としての適切性が考慮される。代諾者は、果たして患者自身の価値を知りうる者、最善の利益を行使する者として機能しうるのか否か、次節で検討したい。

３．子どもの治療をめぐる問題

（１）治療方針に対する親権者の同意権と決定責任

　予後不良児の治療の差し控え、あるいは中止に関して親権者の決定責任や同意権をめぐる議論について米国や日本で論争となったいくつかの裁判例を手が

かりとして考えてみよう。

① 予後不良児の治療の差し控えと親権者の決定責任
　——ベビードウ（Baby Doe）事件

　1982年米国インディアナ州で、気管食道ろうを伴う食道閉鎖症に罹患している21トリソミーに起因するダウン症候群の新生児が生まれた。この新生児は、食道が胃につながっていないため、哺乳をすれば乳が肺に入り、窒息することが危惧された。そこで小児科医は、食道を胃につなぐ手術をすることの必要性を指摘したが、産科医は、苦痛や不快感を与えない手当だけをすべきであると考えた。両親は、手術をしないという産科医の考えを受け入れることにした。しかし病院側は、このような治療方針が果たして適法なのか、疑問を感じ、裁判所にその判断を委ねた。同州最高裁では、両親に選択の権利があるという判断を示した。この事件は、全米で論争となり、1983年レーガン大統領は、この重症新生児の治療中止の問題を差別と捉え、法整備を進めた。その後、医療ネグレクトの問題として捉えなおし、1984年児童虐待防止改正法が成立した。親権者が子どもの命に関わる選択をする場合、親の意思として治療中止が認められるのか、子どもの治療を受ける権利を医療ネグレクトの問題として扱うのが適切であるのか、といった問題が生じる。

② 医療上無益な治療と親権者の権利
　——ベビーK（Baby K）事件

　米国では、重症新生児に対して、医療者の意思とは別に延命治療を母親が希望したベビーK事件もある。この事案は、1992年、無脳症と出生前に予測され、帝王切開で出生した新生児に人工呼吸器による呼吸の管理が開始されたものである。出産後、無脳症と診断がなされ、病院は、両親に人工呼吸器による呼吸管理の中止を提案したが、母親が宗教上の理由から中止を受け入れなかった。病院倫理審査委員会は、呼吸器管理は子のためにならないと判断し、裁判所に呼吸器装着をしないですむよう求めたが、裁判所は、母親の主張を支持した。この裁判所の判断は、無脳症の治療は、医学的には無益と考えられるが、親の意思が尊重された事例と言える。

③ 日本における重篤な疾患を持つ子どもの治療拒否
　日本でも新生児の治療を親が拒否する事例が報告されている。たとえば2005

年手術をすれば正常発達が見込まれ、危険性が比較的低い脳手術を親が信仰上の理由から拒否した事例がある。児童相談所が患児を一時保護し、親権の一時停止措置を行い、手術が行われた（大阪家裁岸和田支部平成17年2月15日審判）。また2006年先天性心疾患で出生した患児の手術について両親が宗教上の理由から拒否した事例では、児童・障害者センター長が親権喪失の申し立てを行い、親権一時停止措置を行い、手術を実施し、成功した事例がある（名古屋家裁平成18年7月25日審判）。

　2008年障害を持つ子どもを育てることへの不安から親権者が手術を拒否し、同意をしないケースがあった。この患児は、右眼摘出手術、左眼局所療法および全身化学療法を行えば、約90％の確率で治癒が見込まれたが、手術を行わなければ、右眼の視力が失われるのに加え、温存される左眼の視力もほぼ失われる。緊急に上記手術・治療をしなければ、腫瘍の眼球外浸潤がおこり、数ヶ月以内に死亡することが予測された。そこで、裁判所は親権者の親権を停止し、職務代行者を選任した。審判前の保全処分が認容され、必要な手術が行われた（津家裁平成20年1月25日審判）。

　日本においても小児科領域で重症児の治療方針の意思決定には親の意向や医療上の適切性など親と医療者との意見の相違があり、障害を抱えながらも生存可能な患児の治療拒否を親が選択する場合にどのように対応するのか、医療者が困惑する場合も少なくない。

　そこで、日本小児科学会では2012年「重篤な疾患を持つ子どもの医療をめぐる話し合いのガイドライン」を策定し、治療継続や生命維持に関わる治療の差し控えや中止をめぐるディレンマに対し、子ども・親権者と医療スタッフが、生命に関わる重篤な疾患を持つ子どもの治療方針の決定に向けた話し合いをする上での道しるべとした。

　本ガイドラインでは、基本精神として、
・すべての子どもには適切な医療と保護をうける権利があること
・子どもの気持ちや意見を最大限、尊重すること
・治療方針の決定は、子どもの最善の利益に基づくこと
・父母及び医療スタッフは、子どもの人権を擁護し、相互の信頼関係の構築に努めることが謳われている。

患者は、家族というコミュニティのなかで生活を共にする存在である。そこで、重篤な疾患を有する子どもの療育は、家族に対し、生活上、経済上の困難、情緒的、精神上の負担といった問題も生じる。家族の福祉も考慮に入れつつ、何が子どもにとって最善の利益なのか、十分に検討することが求められよう。

（2）宗教上の事由による輸血拒否

　宗教上の事由により、輸血拒否をする患者家族の代表例として「エホバの証人」（Jehovah's Witnesses）が挙げられる。エホバの証人とは、キリスト教系の新興宗教で、日本では22万人の信者がいるとされる。聖書では、子どもは神からの相続物とされる。そこで、エホバの証人はその教義に基づく価値基準、自身の価値観に照らし輸血に代わる良質の医療を受けることを希望している。血液を食することを禁じる旧約聖書を独自に解釈し、自己および家族の輸血を拒否する。拒否する血液製剤は、全血、赤血球、白血球、血小板、血漿などがあり、アルブミン、免疫グロブリンなど血液製剤については個々の患者家族の判断による。1985年10歳の少年が、交通事故により、両足の複雑開放性骨折で救急搬送された事件、いわゆる「大ちゃん事件」では、両親の輸血拒否で少年は死亡している。

　刑事事件として両親の責任が問われたが、最終的には運転手の業務上過失致死傷のみが問われる結果となった。こうした事例の教訓から、2008年「宗教的輸血拒否に関する合同委員会」による「宗教的輸血拒否に関するガイドライン」が発表された。本ガイドラインでは、患者の年齢を18歳以上、18歳未満15歳以上、15歳未満に分ける。また同ガイドラインでは、輸血拒否の判断能力の有無により、本人自身が輸血を受けるか受けないか、意思決定権を行使する主体が決まる。すなわち、本人が判断能力を有する場合には本人が、有しない場合には代行者が判断することになる。この年齢区分は、児童福祉法の児童の定義が18歳未満をさすこと、15歳は民法第797条の代諾養子、民法第961条の遺言能力の諸規定をもとに定めている。

　さらに、当該ガイドラインにおいて、子どもが18歳以上で判断能力がある場合、医療者が無輸血治療を貫く際には本人署名の免責証明書を提出し、医療者が無輸血治療を行うのは難しいと判断すれば転院を勧める。子どもが18歳未満

15歳以上で判断能力があると考えられる場合には両親が拒否した場合でも本人が輸血を希望する場合には、本人の同意文書により輸血を行う。

15歳未満の場合については、なるべく無輸血治療を行うが、輸血が必要な場合には両親の理解を得るよう努めるが、両親のどちらか一方が同意すれば輸血を行う。両親ともに輸血を拒否しており、治療行為の妨げになる場合には、児童相談所に虐待通告し、児童相談所で一時保護の上、児童相談所から親権喪失を申し立て、あわせて親権者の職務停止の処分を受け、親権代行者の同意により輸血を行うことが示された。

（3）親の望む治療と標準治療の相違──アシュリー事件と丸山ワクチン事件

親の望む治療を医療者はどの程度受け入れるべきであろうか。医療行為としての妥当性、倫理性をどのように判断すべきか。医療行為が行われた当時の標準的治療と親の希望する医療との乖離がある場合、どのように判断していくのであろうか。米国において社会的に問題となった事例、日本における判例をもとに考えてみよう。

2004年米国で重症重複障害のある当時6歳の女児に対して子宮摘出、乳房摘出、ホルモン大量投与による身長抑制療法が行われた。女児の名前はアシュリーで、両親が希望し、シアトル子ども病院の病院内倫理委員会が承認して行われたものであった。2006年には主治医が米国小児科学会誌で論文発表を行い、障害者支援・権利擁護関係者から批判を浴びた。さらにロサンゼルス・タイムズなどによって取り上げられ、論争となった。

ワシントン州の障害者の人権擁護団体は、調査報告書（2007年）をまとめ、アシュリーに行われた子宮摘出は違法であると結論づけた。シアトル子ども病院も子宮摘出の違法性を認める結果となった。生命倫理学者ピーター・シンガーは、「人間の尊厳」を理由に重症児の最善の利益にかなう治療（この療法が果たして子どもにとって最善の利益に資するものか否かという議論を経ることなく）を妨害するなと主張し、アシュリー療法を擁護する立場をとった。

主治医は、両親が自宅でアシュリーを介護したいと望み、アシュリーの急速な成長と思春期の始まりに不安を覚えたと主張した。他方で両親は、治療がアシュリーのQOLの改善をもたらし、生理痛や大きな乳房からくる不快感を軽減し、移動も容易となり、成熟した身体より精神年齢にふさわしい状態にする

とした。

このアシュリー事件は、重度の障害を抱え、自分で意思表示のできない子どもに対して両親の望む治療を果たして実施すべきなのかという問題を提起した。

日本で医師の勧める医療、当時の標準的治療と患者家族の求める医療の相違が裁判となった事案は丸山ワクチン事件（1988年）である。丸山ワクチンによる治療を希望する親と当時の標準的治療である抗がん剤による治療を勧める医師との間で軋轢が生じた。この裁判では、親は医療者に医療水準に見合った合理的な判断に沿わない治療法を求めることはできないという判断が示された（東京地裁昭和63年10月31日判決）。本判決では、親は子どもにとって最善の利益を考える義務を有し、医療者も患者にとって最善の治療法、利益を考慮し、治療法を提示するが、患者家族が求める治療法に対して、従う義務はないというという判断を示した。

（4）医療ネグレクトと医療的ケア児支援に向けて

「日本小児科学会子ども虐待問題プロジェクト（2006年）」によれば、医療ネグレクトとは、1）子どもが医療行為を必要としている状態にあり、2）医療行為をしない場合には不利益を被る可能性が高く、3）当該医療行為の有効性、成功率が高いと認められており、4）保護者の要望する対処法、治療法の有効性が保障されず、5）医療者により、十分説明がなされているが、保護者が医療行為を拒否する状態を言う。ただし、医療者間、親権者と医療者間での意見の相違がただちに医療ネグレクトであるとは言えない。

親が医療機関に子どもを受診させない場合、日本では、児童相談所が児童虐待防止法に基づき、介入するという対応策がなされる。2011年民法が改正され、深刻な医療ネグレクトの事案について親権停止の申し立てがなされるようになってきている。

一方、親の生命観、価値観から医療従事者の提案する治療に同意しない治療拒否の場合がある。この場合、親の考える「子どもの最善の利益」と「子どもの生存の権利の保護」との対立が生じうる。また、後述するが、家族の医療的ケア児を養育する負担や不安がその背景にある場合も看過できない。

家族がどのような状況に置かれているのか、その背景に何があるかを見極め、医療チームによる多角的視点からの検討や利害関係者である家族・子ども

と医療者、ソーシャルワーカーなどが対話を十分に行い、問題の解決につなげていくことが必要である。

　医療の進歩により、NICU（Neonatal Intensive Care Unit：新生児集中治療室）などに長期入院したのちも引き続き、人工呼吸器や胃ろうなどを使用し、たんの吸引や経管栄養などの医療的ケアの必要な子どもは2020年現在2万人を超えている。2021年6月医療的ケア児支援法が成立し、医療的ケアの必要な子どもやその家族を支えるための施策が実施されることとなった。重症心身障害児の受け入れ体制の整備や医療的ケアの支援を行う人材の育成が求められる。患者のみならず、家族を支援することの意義は大きいといえる。

4．子どもに関する医学研究をめぐる倫理的問題

（1）治療的研究——子どもの保護と潜在的な新規治療法へのアクセス

　国際的に小児患者のために適切に評価された医薬品は限られており、成人の医薬品を小児に体重等で外挿され、用量を設定し、投与されることが少なくなかった。これは米国ウィローブルック事件（1950〜1972年）など知的障害児という脆弱な集団に対して医療者が親や本人に十分な説明を行われず、本人にとって有害な研究に参加を余儀なくされた教訓による。1990年代には小児の医薬品の多くが適用外（off label）使用された。そこで、子どもにエビデンス（根拠）の高い治療が行われないことに対する懸念が認識され、小児の臨床試験の促進政策が展開された。とはいえ、臨床試験など医学研究は、治療を目的とするのではなく、将来の患者の治療法、予防法の開発を目的とするため、心身とも未発達な脆弱な立場にある子どもを「手段」として用いる場合には、倫理的ディレンマが生じる。

　1991年から日米EUの製薬企業・行政府による医薬品規制調和国際会議（ICH）が開催され、1996年日米EUにおける国際的な医薬品の臨床試験の実施基準（ICH-GCP）が策定された。小児の臨床試験に関しては子どもの医薬品の開発促進のため、2000年、「小児集団における医薬品の臨床試験に関するガイダンス」（ICH E11）が出された。小児用医薬品は、初期の安全性・忍容性試験を通常は成人で得ること、開発計画の全体は小児を対象とした臨床試験とするとした。成人で有益なデータが得られないか、成人に不当なリスクを課す場合

には、初期段階から小児を対象とした臨床試験とすると定められた。これは、エビデンスを高めることと脆弱な子どもの保護の両面を確保するためである。

また、重篤または生命を脅かす疾患の場合には、研究に参加しないことが本人の福利に反し、リスクとなる場合があるので、両親の同意を継続的に取得すべきことなども定められている。つまり、子どもを研究対象から除外することは、子ども特有の疾患の理解の不足やエビデンスの不確実な治療法・予防法が実施される可能性につながる。疾患を抱えた子どもが研究参加によって新しい治療法にアクセスできるという側面もある。脆弱性を認識しつつ、十分なモニタリングを行い、リスクを最小にすることで治療法の開発につなげていくための制度設計が必要と言える。

（2）ワクチン研究──健常児の参加の正当性・妥当性

ワクチンは薬物治療とは異なり、主に治療ではなく、特定の感染症に対し、予防的役割を果たすものである。また、対象は健常者であり、判断能力のない乳児、一部新生児にも接種される。ところで、年少の子どもは同意能力が十分でないことから法的な保護者の同意が求められる。ワクチン接種による副反応も予測される。小児を対象とした研究で検討されるワクチンの多くが小児の感染症であることから、効果やリスクの評価のためには対象として除外することは難しい。国際医科学団体協議会（CIOMS）のガイドラインでは、この研究の目的は、子どもの健康ニーズに関連する知識を得ることであるとされている。ワクチンの効果、有効性のフォローアップの期間をどのように設定するのかという問題や、両親への経済的利益が研究参加の誘引とならないか、有害事象が発生した場合の対処法など事前に研究を十分に検討し、研究の正当性を担保することが求められる。

■ おわりに

1989年国連によって採択された子どもの権利条約が1994年日本においても発効し、国際的にも子どもを独立した人格の主体と捉え、子どもの意思を表明する権利が保障されることとなってきている。さらに子どもの知る権利、自己決定権についても考慮する必要性が指摘され、当事者である子ども、家族と十分な話し合いを行い、協働意思決定（shared decision making）が進展しつつある。

一方、子どもは社会的に擁護すべき存在でもある。子どもの意思の尊重といった能動的権利、適切なケアを受ける権利といった受動的権利のどちらも保障されなければならない。ホップとミオラも指摘するように、同意能力の不十分な子どもについてはある種のパターナリズムが適用されるのは倫理的に正当化されると思われる。医療者が子どもとその家族の状況に配慮しながら、意思決定の支援を行うことで子どものQOLの向上や患者・家族にとってより望ましい医療を提供することが可能となろう。

〈問と応答〉

① 重症疾患を有する子どもの治療の選択

> 18番染色体が3本ある染色体異常の18トリソミーによるエドワーズ症候群の女児が誕生した。心室中隔欠損、動脈管開存があり、心臓手術をすべきかどうか、母親、父親の意見も分かれている。心臓手術により、延命が可能であるが、18トリソミーの予後は一般的に不良で、1歳までの生存率は10%程度との報告がある。ただし、個人差もあり、国内外でも10歳以上、20歳以上生存との事例もある。手術により、どの程度延命可能かは分からない。はたして心臓手術を行うべきであろうか。

[A] 父親は、エドワーズ症候群の子どもの予後はよくないと説明を受け、ショックを受け、あまり面会に来ていない。とはいえ、親権者は父親である。手術は、子どもを苦しめるのではないかという父親の意思を尊重し、積極的な治療を行わない。

[B] 母親は、面会に何度も来ており、子どもの顔を見ることが生きがいになりつつある。子どもが少しでも長く生きることができるのであれば、ぜひ手術をしてほしいと願っている。子どもとの接触が多く、子どものことをよく知っていると思われるので母親の意思を尊重し、心臓手術を行う。

[C] エドワーズ症候群の子どもはいくら手術をしても根本的な治療とはならない。医療費の負担、侵襲的な手術であることを考えると無駄な治療と思える。手術は行うべきではない。

[D] エドワーズ症候群の子どもの心臓手術の決定は、両親の意思決定と予後のバランスを考え、行うべきである。両親の意見のすり合わせを行うためにも話し合いの時間を持ち、一概に手術を否定しない。

②　子どもの治療拒否権の是非

> 　14歳の男子生徒Xさんが急性リンパ性白血病であると診断された。抗がん剤による治療が両親の同意を得て開始されたが、16歳になり、再発が確認された。Xさんは、抗がん剤治療はつらく、自分は充分闘ってきた、これ以上の治療は望まないと治療を拒否している。Xさんは新薬による治療の可能性があり、両親は新薬を試してみてほしいと話している。どのような対応が望ましいか。

[A]　子どもの理解力や同意能力を評価し、もし、自分の疾患や治療を行わない場合のリスクを理解しているなら、子どもの意思を尊重し、治療は行わない。

[B]　子どもは未成年であるので、親の同意が有効であり、子どもの賛意（インフォームド・アセント）は法的義務ではない。したがって子どもの両親の同意を得て新薬による治療を行う。

[C]　長期の入院によって子どもが治療に対し、悲観的になっていると思われる。子どもの精神状態が不安定であると判断し、精神科の医師の診察を促す。

[D]　医療者として新規治療法の有用性を強調し、説得するのではなく、時期を見て子どもと親、医療者とのコンサルテーションの機会を持つ。

〈参考文献〉

　家永登・仁志田博司（責任編集）『シリーズ生命倫理学　第7巻　周産期・新生児・小児医療』丸善出版、2012

　栗原千絵子「子どもを対象とする研究の倫理：序論——研究規制の成立背景と倫理的ディレンマ——子どもを対象とする研究の倫理」、『臨床評価』第34号1号103-122頁、2007

　児玉真美『アシュリー事件——メディカル・コントロールと新・優生思想の時代』生活書院、2011

　櫻井浩子他編著『18トリソミー——子どもへのよりよい医療と家族支援をめざして』メディカ出版、2014

　福田八寿絵「子どもの同意能力評価をめぐる倫理的問題と医療専門職の役割——イギリスのGillick Competenceの議論を手がかりとして」、『生命倫理』第22巻1号、67-74頁、2012

　Hoppe, N., Miola, J., *"Medical Law and Medical Ethics"*, Cambridge University Press, 2013

　Kulkarni, P. S., "Current Topics in Research Ethics in Vaccine Studies," *Perspectives in Clinical Research*, 4（1）, 80-83, 2013

第Ⅲ部

生命の終わり

第7章 | 高齢者医療と認知症

樫本　直樹

■ はじめに

　近年、高齢者ドライバーの自動車事故、認知症高齢者の徘徊による行方不明、老老介護や孤独死に関するニュース報道、また、病院の待合室やスーパーマーケットなど身近な生活場面においても高齢化の現実を実感させられることが多くなった。現在、日本では超高齢社会の急速な進行に伴い、老いをめぐって、そして、高齢者医療のあり方をめぐって、多くの倫理的、社会的問題ならびに課題が持ち上がってきている。高齢化の要因としては、生活環境の改善や医療技術の進歩等による65歳以上人口の増加や少子化の進行による若年人口の減少などが考えられるが、当然ながら、人口構造が変われば疾病構造や求められる医療の内容も変化する。医療費増大の問題ひとつをとってみても、従来の延長線上では到底立ち行かないことは明らかであり、これからの医療や社会のあり方を考え直す時期に来ていると思われる。

　本章では、まず日本社会が直面している高齢化の現状を確認したのち、「高齢者に対してどこまで医療が必要なのか」という問いを軸に、われわれにとって避けて通ることのできない老いの問題について考えていきたい。

1．超高齢社会の現状と高齢者医療の特徴

（1）高齢化の状況

　高齢化を表す指標として、平均寿命、高齢化率、高齢化の速度が使われるが、日本はこのすべてにおいて世界一である。世界保健機関（WHO）の「世界保健統計報告書2021年版」によれば、2019年の世界の平均寿命の比較では、日本は84.3歳で世界一となっている。また、内閣府の「高齢社会白書」（令和3年版）によれば、高齢化率（全人口に対する65歳以上人口の割合）は、2020年10月1日現在、28.8％であり、そのうち75歳以上は14.9％であった。今後の見通しとしては、高齢者人口は増加を続けるものの、2042年でピークを迎え、減少に転

ずると推計されている。ただし、総人口も減少していくため、高齢化率は上昇を続け、2065年には38.4％に達して、国民の約2.6人に1人が高齢者となる社会が到来すると推計されている。

そして、日本の高齢化を特徴付けているものに高齢化の速度があげられる。高齢化の速度とは、高齢化率が7％を超えて（高齢化社会）から14％に達する（高齢社会）に至るまでにかかった年数によって比較されるが、フランスが114年、スウェーデンが85年、比較的短いイギリスでも46年、ドイツで40年かかっているのに対し、日本は1970年から1994年の24年間で達成している。日本の高齢化が世界に例をみない速度で進行していることが理解できるであろう。

最近では、「2025年問題」、すなわち、いわゆる「団塊の世代」（第一次ベビーブームの1947年から1949年に生まれた人）が75歳以上となることで、特に都市部で医療・介護の提供体制が追いつかなくなり、いわば「死に場所難民」が大きな問題となることなどが危惧されている。

（2）認知症高齢者の増加

高齢者が増えるということは、必然的に認知症を抱える高齢者も増えるということでもある。

認知症とは、脳の器質的変化が原因で知的機能が低下して仕事や家庭生活に困難をきたした状態を指す。厚生労働省の統計によれば、2012年の認知症患者は462万人とされ、65歳以上の高齢者の7人に1人であった。また、2025年には700万人となり、5人に1人になると見込まれている。さらに、近年注目を集めているのが、認知症の前段階、すなわち認知機能に若干の低下があっても生活に大きな支障のない物忘れなどの症状を示す「軽度認知障害」（MCI）に分類される人々で、様々な取り組みを通して早期発見、早期診断、早期治療につなげる努力がなされている。

こうした認知症高齢者の増加は、認知症により自己決定能力を喪失する高齢者の増加とそれにともなう適切な代理判断をどうするかという問題、また限られた医療資源の配分といった倫理的問題だけでなく、認知症を抱えた人の独居や高齢者のみの世帯が増加していくなど、多くの社会的問題をもたらすことが予想される。

（3）高齢者医療の特徴

　超高齢社会を迎え、高齢者が増えるということは、その疾病構造や求められる医療も変わってくるということになる。まず高齢者医療の特徴として思い浮かぶのが、慢性疾患が中心で、治りにくいという点ではないだろうか。また、高齢者の場合、複数の疾患にまたがることが多く、いくつもの医療機関を受診し、検査や薬剤の処方も多くなる傾向にあり、その結果として医療費もかさむことになる。

　また、治療によって生存期間の延長がはかられたとしても余命そのものが短く、QOL が低いないしは治療によって QOL の向上が期待できないとみなされる患者が少なくないということも特徴としてあげられるかもしれない。

　とにかく高齢者医療のもつ特徴としては、老化に伴う生活機能障害に病気が加わり、さらに生活習慣病や認知症が加わってくるため、病院で治療すれば治るというものではなく、個別性、多様性が非常に大きいことにあると言える。

2．超高齢社会における生命倫理

　ここまで日本社会における高齢化の現状と高齢者医療の特徴について見てきたが、ここからは高齢者への医療資源の配分問題、言い換えれば、「高齢者にどこまで医療が必要なのか」という問題を軸に考えていきたい。もちろん、高齢者に対し必要な医療を行うことに反対するわけではないが、周知のように、高齢化に伴い年々国民医療費は増大しており、医療資源も有限であることは自明である。医療技術の進歩に伴い、患者の医療ニーズは多様化する一方だが、医療費の削減に対する声も無視できなくなっていることも事実であり、どこで線引きをするかというのは大きな問題である。

（1）医療資源と高齢者医療

　近年、80代でも90代でも医学的介入が可能になっており、80歳を超えた患者を大学病院で手術することも当たり前になってきている。一例として、ある病院に入院している88歳の男性患者が、大きな侵襲性を伴う心臓の手術を希望しており、家族も手術に同意しているとする。手術すべきだろうか。もちろん、現実的には、本人の意思を尊重し、手術する方向になると思われるが、かなり高度な手術になること、そして年齢のことなどを考慮するならば、「過剰では

ないか」「本当に必要なのか」と考えても不自然ではないだろう。

　こうした「高齢者に必要な医療とはどこまでなのか」という問題を考えるにあたって、米国の生命倫理学者であるダニエル・キャラハンの議論を見てみたい。キャラハンは、年齢をベースに社会が老人の使う医療資源を制限するという問題を論じている。彼によれば、医療の目的は自然の寿命（70代後半から80代前半）の達成である。また老人の生の意味は、老いや死を克服すべきもの、戦うべき敵とみるところにあるのではなく、老いや死を自然なもの、あるいは不可避なものとして受け入れて、将来の世代に奉仕するところにある。そして、彼は年齢を基準とした医療資源の配分に関する３つの原則を提示する。

① 政府は、人々が自然な寿命を全うするのを助ける義務を持つ。だが、その時点を超えてまで医療による延命を積極的に手伝う義務はない。

② 政府は、自然な寿命という目的を達成するのに必要な種類および程度の延命テクノロジーのみに、開発、使用、費用負担の義務を負う。

③ 自然な寿命を超えてからは、政府は、延命ではなく、苦しみを取り除くのに必要な手段のみを供給すべきである。

　また、彼は、年齢を資源配分の基準とすることの正当性についても次のように言っている。

① 現代の多くのものが所有している信念に一致している。すなわち、この年齢になると、人生の与える可能性はおおむね達成している。

② 年齢より優れた、より恣意的要素の少ない資源配分の基準はない。

③ 年齢を基準とすることは万人に同じ扱いをすることであり、生産性があろうがなかろうが、だれもが自然な寿命を全うすることがこの基準の眼目である。

　これは、われわれからすると大胆な提案であり、80歳前後で医療を打ち切ってよいとする意見は極端に聞こえるかもしれない。もちろん、キャラハンの考え方に対しては、高齢者、弱者に対してのみ制限することに問題があるといった意見や、もしくはエイジズムであるといった批判が向けられる。ただ、年齢による財源の配分の問題はともかく、老年や死の理解のあり方、医学の目的の正しいあり方を含めた彼の問題提起は、高齢者医療のあり方を考える上で有益な示唆を与えてくれるかもしれない。

さて、ここで問題にしている「高齢者に必要な医療とはどこまでなのか」、別の言い方をすれば、「高齢者に対してどこまで医療を提供するのか」といった問いの裏側には、無駄な医療が行われているのではないか、あるいはいたずらに命を引き延ばしているだけではないかといった思いがあると言えるだろう。つまり、これらの問いは、医学的無益性をめぐる問題とも重なっている。

（2）高齢者医療と医学的無益性

　高齢者に対する侵襲的治療もそうだが、高齢者医療の文脈で、その必要性が疑問視されることが多い処置として胃ろうを挙げることができる。

　胃ろうとは、口から食べられなくなった人、または食べても誤嚥性肺炎を繰り返す人に対し、口を通さないで水分や栄養を補給する経管栄養法の１つで、具体的には、腹部の表面と胃に小さな穴を開けてチューブを通し、外部から食べ物や水分、医薬品などを入れ、生命を維持させることを目的とした処置である。

　1980年代に米国で経皮内視鏡的胃ろう造設術（一般的に PEG と呼ばれる）が開発され、患者の負担が少なく管理が比較的容易であることから世界的に広まった。日本でも、PEG の造設件数は年々増加傾向にある。胃ろうは、何らかの原因で嚥下機能が失われた人にとってはもちろん重要な医学的処置である。胃ろうを作ったことが、その人の QOL の改善につながったり、再び口から食事が取れるようになったりするのであれば異議を唱える人は多くないのであろうが、日本では、終末期の認知症患者や老衰の人にも積極的に胃ろうが作られることが多い。たとえば、今現在、病院での在院日数は短縮傾向にあるため、今いる病院から次の施設への転出目的で、老衰の、あるいは認知症の経口摂取不能者に PEG が相当使用されているのではないか、と言われており、また、施設によっては入所の条件とされる場合もあると聞く。その多くは寝たきりの高齢者であり、長く継続する可能性が高い。つまり、胃ろうを中止すれば死期を早めることにもなり、いったんはじめた胃ろうは、心理的、肉体的、経済的負担が大きいまま継続されることになる。

　こうした延命目的の胃ろうに対して「寝たきりの状況で栄養を補給することが本当に本人が望むことなのだろうか」、さらには、「高齢者に胃ろうは必要なのか」「無駄なのではないか」という疑問の声が向けられる。おそらく、こう

した声の背景にあるのは、医療資源や医療費増大の問題であり、その際念頭に置かれているのは、意思表示のできない寝たきりの高齢者や認知症によって自分のことがわからなくなった高齢患者であるだろう。

　日本老年医学会が2012年に出した「高齢者の終末期の医療及びケアに関する立場表明」では、胃ろう造設などの適用について「何らかの治療が、患者本人の尊厳を損なったり苦痛を増大させたりする可能性があるときには、治療の差し控えや治療からの撤退も選択肢として考慮する必要がある」と述べられている。

　では、先の「無駄である」という判断の基準や、この立場表明にあるような治療の差し控えや撤退に関わる「尊厳」とは、何によって決まってくるのだろうか。おそらくそこにあるのは、自己の状態を認識することや他人への依存状態などではないだろうか。また、自分でできることをよしとし、できないことを悪いとする意識なども関係しているであろう。つまり、自立的な生を送りうるか、そこまでではないにしても、その可能性が残っているか、また、意思表示ができ、合理的思考ができる人格であるかどうかといった基準が関係していると思われる。

（3）高齢者医療と認知症

　しかしながら、そのような自立しているかどうか、人格であるかどうか、に医療提供の基準が置かれると真っ先に切り捨てられるのが認知症を抱えた人たちである。たとえば、（1）に挙げた例を少し変えて、認知症がかなり進行し、意思決定ができない寝たきりの88歳の高齢者にがんが見つかった。家族は手術を含めた積極的な治療を希望している。手術すべきだろうか、という問いにした場合、どう考えるだろうか。「その必要はない」「無駄だ」という意見に傾きがちにならないだろうか。

　ここでは「高齢者にどこまで医療が必要なのか」を問題にしているわけだが、この「どこまで」を問題とする際、高齢であることに「認知症」という要素が加わると、ある独特のニュアンスが付与される。

　認知症の高齢者に対して、判断能力が不十分だから、どうせすぐに忘れるからという理由で、高齢者の意思が十分に尊重されない、あるいは、介護側の負担軽減の目的で身体拘束・抑制を行うといったことがよくある（もちろん、最

近では改善されつつある）。こうした認知症を抱えた人たちへの振る舞いに見られるのも、ある種の見下しである。

　ただ、先にも紹介したように、今後高齢者の５人に１人が認知症になる時代、それは誰にとっても認知症になる可能性があるということである。そうした状況において、医療の提供の是非を、自立性や人格性、もしくは理性性といったことで判断することは、われわれにとって望ましいことだろうか。自分がその立場に立てば、そうした状況にあっても「自分を大切にしてほしい」「尊厳をもつ者として扱ってほしい」と感じるのではないだろうか。

３．超高齢社会にふさわしい医療に向けた課題

　本格的な超高齢社会を迎え、未曾有の経験をしているわれわれが、「高齢者にどこまで医療が必要か」という医療の線引きを問題にしなくてはならないのは、高齢者への医療資源の偏りに対する批判とこれまでの延長線上では到底立ち行かないことへの危機感があるからであろう。ただ、もう先の長くない高齢者だから、あるいは認知症を抱えて何もわからないから制限してよい、というのはわれわれにとって受け入れることができる議論だろうか。大体において医療費の抑制を念頭に置いた議論は、今現在の医療のあり方を前提とした上での議論であり、そもそも超高齢社会においてふさわしい医療とはどのようなものか自体を考える必要があるのではないだろうか。超高齢社会の現実を踏まえた医療のあり方、およびその方向性を考え直す時期に来ているということなのだろう。

（１）治す医療から支える医療へ

　最初に言及したように、急速な高齢化の進展によって高齢者がこれだけ増加すれば、疾病の構造や求められる医療も変わるはずである。もちろんこうした変化を踏まえ、これまでの医療のあり方や提供のあり方の見直しが議論されている。社会保障制度改革国民会議が出した「社会保障制度改革国民会議報告書〜確かな社会保障制度を将来世代に伝えるための道筋」（2013年）では、医療のあり方として「治す医療から治し支える医療へ」、また「病院完結型医療から地域完結型医療へ」の転換の必要性を指摘している。

　これまでの日本の医療は、平均寿命が60歳から70歳前後の時代、それゆえ高

齢化率も5％前後の時代に、主に成人の疾患を治すことを前提にした医療であった。そうした医療においては、病気は治すもの、治さなければならないものとされ、その価値観をもとに医療は進歩し、提供のあり方が構築されてきた。臓器の異常を見つけ、その機能を正常に戻すことが最重要課題であり、そうした治す医療が目指してきたのは、完全治癒を追求する医療であり、死を忌避した救命・延命を中心とした医療であった。こうした医療の姿は、高齢化率が30％近くある現在、そしていずれ40％になる社会にはそぐわないであろう。というのも、医療が「治す」ことを目指すならば、衰えゆえに「治らない」「治せない」ことの多い高齢者はその対象から外れていきかねないからである。

（2）病院完結型医療から地域完結型医療へ

　また、これまでの日本の医療は「病院で治す医療」が中心であった。実際、今現在約8割の人が病院で最期を迎えているが、高齢社会とは、言い換えれば、死亡者数が増大する「多死社会」でもあることを考えると、受け入れる病院の病床数が足りなくなることが予想され、病院型医療の限界が囁かれている。

　それゆえ国も、高齢者の病院での医療から在宅での医療（治療・介護）へと誘導するために、診療所が高齢者の24時間往診体制を整えれば診療報酬を高くしたり、「地域包括ケアシステム」と呼ばれる、保健・医療・福祉・住居の相互連携のための体制整備を行ったり、高齢者が住み慣れた地域で日常生活を営み、最期を迎えることを支援する仕組みを整えようとしている。しかしながら、従来の病院型医療を前提とした医師養成システムや受け皿となる地域社会における連携体制の未整備など、未だ十分とは言えない。そもそも労働人口の負担で高齢者を支えるということ自体が行き詰まっているのかもしれない。超高齢社会の現実を踏まえた高齢者に対する医療を考える上で、病院完結型医療から地域完結型医療へ、あるいは高齢者に寄り添い、支える医療へどう移行していくのかは、社会にとって大きな課題であるだろう。

（3）健常者中心の価値観の見直し

　ただ、そうした方向へ向かうには、制度や仕組みを見直すだけでなく、われわれの意識の側面、あるいは医療や制度の基礎にある考え方も見直していく必要もあるであろう。

　たとえば、1つの例として「自立」という考え方がある。現在、われわれが

恩恵を受けている医療は、患者が意思表明することが前提にある。しかしながら、超高齢社会では、終末期のみならず、認知症などにより自ら意思表示ができない多数の高齢者の増加が予想される。認知症を患い寝たきりになり、胃ろうにより栄養をとる高齢者の姿を想像し、「高齢者にここまでの医療が必要なのか」と問われれば、「必要ない」と答えてしまうかもしれない。しかしながら、そう答えられるのは、その返事をしている自分が、今のところ身体に異常のない健常者の側からその姿を眺めているからではないだろうか。

　われわれの社会は、高齢者になっても、寝たきりや認知症にならずに、健康寿命を伸ばそうと力を入れている。しかしそうした願いの裏側には、高齢者は歳をとっても介護されることなく、誰の手も借りずに、自分一人で生きていけることをよしとする価値が、そして自分のことは自分でしなければ、他人に頼ってはいけない、という思いが潜んでいる。もちろん、そのこと自体が悪いわけではないが、そうした自立の考え方には、「どのように他者とともに生きていくのか」という視点が欠落しているとは言えないだろうか。

　「高齢者にどこまで医療が必要なのか」という問題、そして超高齢社会にふさわしい医療を考えるためには、意思表示ができる人のための倫理ではなく、意思能力が不完全な人たちを支援する倫理が必要であり、そのためにもこの長寿社会を作り上げてきた健常者中心の価値観を見直していく必要がある。

■ おわりに

　本章では「高齢者にどこまで医療が必要なのか」という問いを中心に、高齢者に対する医療のあり方について見てきたが、それはいずれ高齢者になるわれわれにとっての医療でもある。「老い」や「死」、そして医療に無縁な人はおらず、これからわれわれが日々老いながら経験していく問題である。

　われわれの社会は、超高齢社会真っ只中の現在においても、生活の中から「老い」や「死」を遠ざけているため、高齢者、とりわけ認知症を抱えた高齢者に対する医療問題に対して「不必要だ」「無駄だ」とついつい考えてしまう。しかしながら、それはすぐに自分の家族や自分自身に跳ね返ってくる問題でもある。寝たきりや認知症になり、胃ろうに繋がれたそうした高齢者を「尊厳のない状態」に追いやっているのは、われわれの彼らに対する眼差しや態度

の方なのかもしれない。

　超高齢社会にふさわしい医療とはどのようなものか考えるという問題は、われわれが高齢者になってどういう医療を受けたいか、どういう社会であれば老いていきたいか、という問いとつながっており、これから超高齢社会を生きるわれわれが引き受けていくべき課題である。

〈問と応答〉

① 超高齢者に対する積極的治療

> 　心臓に疾患を抱え入院している88歳の男性患者がいる。不整脈があり、いつ発作が起きるか不安があり、心臓ペースメーカの植え込み手術を希望している。また、家族も手術に同意している。費用は入院費を含め通常150万円から200万円ほどかかると言われているが、高額医療費支給制度などの対象となるために、自己負担額は10万円前後になると思われる。手術すべきだろうか。

[A]　高齢者であっても、自己決定に基づいて医療が実施されるべきであることは現代医療の大前提である。本人の意思表示があるなら、たとえ成功率が低く、高額な医療であっても、本人の希望に沿って手術すべきである。また、家族も同意しているのであればなおさら問題ない。

[B]　88歳というのはかなり高齢であり、たとえ手術が成功したとしても、たかだか数年命を長らえるだけであろう。その数年を伸ばすために超高齢患者に高額な医療を実施し、国民医療費によって負担するのは医療資源の配分の観点から考えても効率的ではなく、よって手術はするべきではない。もっと医療資源を他の患者に回すべきだ。

[C]　確かにこの患者には医療を受ける権利はある。しかし、それは必ずしも最新で、高度な侵襲的医療の実施を指示するものではないと思われる。年齢や社会的な観点ではなく、医学的適性があるかどうかが判断の基準となるべきである。手術の実施に関しては専門家としての医師が責任をもって判断すべきである。

② 高齢者に対する医療提供の基準

> 　高齢化が進む日本では、年々国民医療費が増加し深刻な問題となってきている。厚生労働省によれば、2018年（平成30年）度の国民医療費は43兆3949億で、年齢別の内訳をみると、65歳以上人口が60.6%を占めている。こうした財政事情を背景に、国民医療費をどうすれば削減できるか、必要のない医療をいかに減少させるか、という点に国民の関心が集まっており、とりわけ高齢者医療を制限する基準について考える

> 時期にきていると思われる。高齢者に対する医療提供の基準として、どのような基準が望ましいと考えるだろうか。

[A] 年齢（たとえば80歳）を基準とし、それ以上の年齢になったら医療は提供しない（もしくは自費でまかなう）ようにすればよいと考える。年齢を基準とすることは、生産性があろうがなかろうが、万人に対して同じ扱いをすることになり、恣意的要素も少なく、資源配分の基準としてふさわしいと考える。

[B] 確かに高齢者は複数の疾患にかかることが多く、多くの医療機関を受診することが多くなり、その結果として医療財政を圧迫するといわれるが、比べるべきは、一疾患あたりの医療費が非高齢者よりも高いか否かを問題とすべきであり、高齢者だから制限するというのは差別である。医療提供の基準としては、高齢者であるかどうかにかかわらず、治療によってQOLが向上するかどうかを基準とすべきである。

[C] 今日、高齢者とはいえ元気に社会で活躍されている方々が多くいる。老いの形は、個別性、多様性が非常に大きく、暦年齢のような一律的な基準を設けることが難しいと考える。医療とは、必要とする人に等しく提供されるものであるべきもので、高齢者に限らず、医療に対するニーズを基準とすべきである。

〈参考文献〉

朝日新聞迫る2025ショック取材班『日本で老いて死ぬということ――2025年、老人「医療・介護」崩壊で何が起こるか』朝日新聞出版、2016

大井玄『呆けたカントに「理性」はあるか』新潮社、2015

キャラハン、ダニエル『老いの医療――延命主義医療に代わるもの』山崎淳訳、早川書房、1990

社会保障制度改革国民会議『社会保障制度改革国民会議報告書――確かな社会保障を将来世代に伝えるための道筋』（平成25［2013］年8月6日）
www.kantei.go.jp/jp/singi/kokuminkaigi/pdf/houkokusyo.pdf

鈴木隆雄『超高齢社会の基礎知識』講談社、2012

玉井真理子・大谷いづみ編『はじめて出会う生命倫理』有斐閣、2011

橋本肇『高齢者医療の倫理――高齢者にどこまで医療が必要か』中央法規出版、2000

増田寛也・日本創成会議編『高齢者の終末期医療を考える――長寿時代の看取り』生産性出版、2015

箕岡真子『認知症ケアの倫理』ワールドプランニング、2010

鷲田清一『老いの空白』弘文堂、2003

第**8**章 終末期医療と尊厳死

小林　珠実

■ はじめに

　わが国は超高齢・多死社会を迎え、老いや病と対峙しながら人生の終焉を迎えることを余儀なくされている。人生の終焉の重要な時期において、患者と家族にとって限りある時間が充実し、その人らしい最期の時間を達成できることがクオリティ・オブ・ライフ（QOL）を維持向上させることにもつながる。人生最期の完結期が納得できる時間となるように、人が人生の終焉をどこでどのように迎えるのか、望ましい死の達成に向けて直面している課題について考えていきたい。

　本章では終末期医療と終末期ケアについて概観し、ホスピスと緩和ケア、尊厳死を取り巻く背景について概説する。そのうえで、わが国における終末期医療をめぐる倫理的課題について概説する。

1．終末期医療と終末期ケア

　終末期は事態の進行速度により、急性型（救急医療等）、亜急性型（がん等）、慢性型（高齢者、植物状態、認知症等）に分類される。それぞれで特徴的な病態があり一律に終末期としてとりまとめることは難しい。亜急性型の終末期にあっては、病状が確実に進み、その先に死があることを患者自身が自覚しており、しばしば苦痛緩和が十分ではなく、家族も患者と同様に苦悩を経験することがあるといった特徴がある。患者が終末期にあることは、医師によって診断または確認される必要があるが、診断してからおよそ6カ月以内に死亡するであろうと予測される状態の時期をさす。

　終末期医療とは、終末期に行われる医療の総称で、本来の病気に対する医療や苦痛緩和のための医療あるいは生命維持のための医療等が含まれる。具体的には薬物投与、化学療法、人工透析、輸血、酸素吸入、栄養・水分補給などをさす。

終末期医療における医療行為の開始・不開始、変更・中止等に際しては、患者本人の自己決定がもっとも重要である。患者が終末期の状態にあって、過剰な延命措置を望まない場合には、その意思を尊重する。

　終末期ケアとは、末期がんなどで治療の手段がないと判断された際に、延命措置を施すだけでなく、患者の心身の苦痛を緩和し、穏やかに尊厳をもって最後の日々の生活を営めるような緩和医療を提供することである。ターミナルケアあるいはエンドオブライフケアと言われることもある。終末期ケアの目指すところは、人工呼吸器装着や胃ろうを造設し経管栄養による栄養管理など、ただたんに延命を図ることだけではなく、患者の苦痛が緩和され、人間らしい生を全うすることにある。終末期の患者にも生活があり、残された時間のなかで成し遂げたい希望がある。不安や恐れをもつ患者には十分に時間をかけて傾聴を行い、患者個々人の生活や望みをできる限り叶えることは、終末期ケアにおいて重要な役割をもつ。終末期にある患者・家族の QOL 向上のためには、患者本人の主観性が重要となる。現在の生をその人がどのように捉えていて、どのような状態を望んでいるのかについて、医療者と十分な対話がなされることにより、患者に応じた目的や行動の具体的な選択につながり、患者の生を尊重することになる。

　終末期医療においては、「告知」という言葉に代わって「真実を伝える」という言葉がしばしば用いられるようになってきた。終末期医療において真実を伝えることは、良いニュースが少なく、患者や家族にとってつらいことである。しかし、限られた時間のなかでその人らしい人生を生きる、苦痛な症状を緩和するための治療を受ける、終末期における療養の場を決定するなど、終末期にあっても患者にとって最善の選択を行えるよう意思決定あるいは自己決定を支えていくためにも、真実を伝えることは重要な意味をもっている。

　終末期医療において、急変および臨死期に伴う主な論点として、アドバンス・ケア・プランニング、アドバンス・ディレクティブ、DNAR（心肺蘇生法不開始）、終末期の鎮静（セデーション）がある。以下、それぞれについて説明する。

（1）アドバンス・ケア・プランニング（advance care planning：ACP）

　終末期医療における ACP とは、今後の治療、療養について患者・家族と医

療従事者が患者自らの意向に基づき、あらかじめ話し合うプロセスをさす。ACPの特徴として、1）将来に向けてケアを計画するプロセス、2）本人意向を確認したうえで、話し合いの内容は記録され、定期的に見直されてケアにかかわる人々と共有する、3）ACPの話し合いには、本人の気がかり、重要な価値観やケアの目標、病状や予後の理解、今後の治療やケアに関する意向と現実の可能性などの内容が含まれる。たとえば、がん終末期の患者の場合、がんと診断されたときから、できるだけ早い段階で、患者・家族と医療者のコミュニケーションを通じて信頼関係を構築しながら人生の終焉を迎えるにあたっての準備作業を進めていく。

（2）アドバンス・ディレクティブ（advance directives）

　将来自らが判断能力を失ったときに備えて、自分に行われる医療行為に対する意向を、前もって意思表示しておくことである。自らの意向を示す方法として、1）医療行為に関して医療スタッフ側に指示を与える、2）自らが判断できなくなった際の代理決定者を委任する、といった2つの形態がある。1）は一般に「リビング・ウィル（living will）」と言われるもので、リビングとは「生きている」、ウィルとは「遺言書」を意味しており、生前に効力を発揮する遺言書のことである。医学的に回復の見込みがない状況を想定して、あらかじめその状態において望む／望まない治療・措置を書面に記しておく。2）は自らが意思を表示できなくなった場合に、決定を行うケア代理人を指名しておくことである。代理人に自らの終末のケアの選択を委任しても、決定するときに当人の本当の意思は分からない可能性は否定できないものの、事前指示を補うものとして提唱されてきた。

（3）DNAR（do not attempt resuscitation）

　DNARとは、いかなる治療にも反応しない不治の進行性病変で目前に死が迫っている患者や救命の可能性のない患者などが、心臓あるいは呼吸が停止したときに、一切の心肺蘇生を行わないことを前もって指示しておくことをいう。たとえば、がん終末期の患者において、DNAR指示がない患者が急変した場合、急激な意識レベルの低下や呼吸器合併症による呼吸状態の悪化など病状の急変という状況もあり、医療従事者は、心肺蘇生を行うかどうかを誰が決めるのかといった判断に迫られる。これらの判断を行うとき、医療従事者間で

倫理的葛藤やディレンマが生じることがある。本当に治療に反応しない状態といえるのか、死が迫っている状態といえるのか、また、本人の意思が確認できず、家族間の意見が一致しない場合には、誰に意思決定をしてもらうことが患者の最善の利益につながるのかなど判断が困難な状況が生じる。DNAR 指示への対応を行う施設は、臨床倫理を扱う病院倫理委員会の設置が推奨される。

（4）終末期の鎮静（セデーション）

鎮静とは、苦痛や息切れ、窒息、発作、せん妄などの重度の身体的症状を和らげるために患者に鎮静剤を投与して意識レベルを下げることである。致死量の鎮静剤や筋弛緩剤が投与されることはない。鎮静は、「持続的／間歇的（一定の間隔を置いた）」、「深い／浅い」という基準により分類され、患者の症状に応じて、たとえば「間歇的で浅い鎮静」という形で実施される。「持続的で深い鎮静（最終的鎮静）」は、そのまま意識が戻らずに死に至ることもあるため「間接的安楽死」と結びつけられることもあるが、終末期医療の現場では、臨死期における必須の緩和医療として、生命の短縮を伴う安楽死とは区別されている。死期が迫った患者がこの処置を要求することもあれば、患者に意思決定の力がない場合には患者の代諾者がそれを依頼することもある。

2．ホスピスと緩和ケア

ホスピスという言葉は、ラテン語の hospitium（客人を迎える場所）に由来し、病院、ホテル、ホスピタリティなどと語源は同じである。ホスピスは人生の終焉を示すものではなく、人間として生きてきた最後の残された時間を、その人らしく生き、快適な生活を送れるように支援およびケアを提供する場である。ホスピス・緩和ケアとは、治癒の望めない末期患者に対して専門的なケアをする特別の施設およびプログラムを意味する。

WHO（世界保健機関）が1990年に提唱した緩和ケア（palliative care）の定義は、治癒を目的とした治療に反応しなくなった疾患を持つ患者に対して行われる積極的で全体的な医療ケアである。さらに、痛みのコントロール、痛み以外の諸症状のコントロール、心理的な苦痛、社会面の問題、スピリチュアルな問題の解決がもっとも重要な課題とされていた。しかし、その後、がんと診断されたときから緩和ケアは行われるべきといった考え方へと変わり、2002年に緩

和ケアの定義が改訂された。そこでは、「緩和ケアとは、生命を脅かす疾患による諸問題に直面している患者と家族の QOL を改善する方策で、痛み、その他の身体的、心理・社会的、スピリチュアルな諸問題の早期かつ確実な診断、早期治療によって苦しみを予防し、苦しみから解放することを目標とする」とされている。

　ホスピス・緩和ケアを歴史的にみると、19世紀にイギリスでのホスピス運動に始まり、1967年のイギリスのセントクリストファー・ホスピスでのシシリー・ソンダースの活動によって発展した。日本では1973年に淀川キリスト教病院でチームアプローチを開始し、1981年に聖隷三方原病院に日本初のホスピスが誕生した。

　緩和ケアでは、患者の抱える様々な苦悩や苦痛を全人的苦痛（トータル・ペイン）という概念で捉える。トータル・ペインとは、シシリー・ソンダースが唱えた概念で、死に直面した人の痛みは、身体的、精神（心理）的、社会的、スピリチュアルな側面が互いに影響し合ってあらわれる。終末期にある患者は、痛み、全身倦怠感、食欲不振などの身体的苦痛だけでなく、不安や恐怖、いらだちなどの精神（心理）的苦痛、仕事や家庭のなかで役割が果たせないことや経済的な問題などに関する社会的苦痛、生きている意味を見いだすことができない、自己の価値を見いだすことができないといったスピリチュアル・ペインが存在する。身体的、精神（心理）的、社会的、スピリチュアルな側面に、ひとりの人間を統合して全人的にケアしていくことがトータルケアである。

　ホスピス・緩和ケア病棟では患者の QOL を高め、充実した最期を迎えられるよう、必要であれば医療処置も提供される。しかし、あくまでも苦痛を取り除き、安らかな死を迎えさせるための医療であり、身体的、精神（心理）的、社会的、スピリチュアルなケアといったトータルケアが中心となって提供される。ホスピス・緩和ケアが目指すところは、末期患者のみに限定せず、病で苦しんでいるすべての人々に対して分け隔てなく提供されるケアであることを意味している。

　緩和ケアは、病気の種類や病状の進行段階にかかわらず実施される医療であり、がん治療の過程においても、患者に痛みなどの症状がある場合には、疾患

の治療と併用して行われる。さらに、緩和ケアは患者だけでなく家族も対象とする。家族の苦しみは、患者の闘病中だけでなく、患者の死後も続くこととなる。したがって、緩和ケアでは大切な人を亡くした家族や遺族の悲しみを和らげることも重要であり、それはとくにグリーフケア（悲嘆ケア）と呼ばれる。

　終末期にある人の療養の場のうち死を迎える場所は、一般病院、ホスピス、緩和ケア病棟、在宅、施設（介護老人保健施設、特別養護老人ホーム）である。ホスピスや緩和ケア病棟で最期を迎えたいと希望する患者・家族も多い一方で、いまだ緩和ケアの考え方が浸透しておらず、がんイコール死と捉えたり、ホスピス・緩和ケアという言葉から患者や家族は死を連想する傾向が根強く残っている。ホスピス・緩和ケア病棟はがん末期、エイズなど死期の近い患者が主な対象者であるが、欧米では、心臓疾患、肺疾患、肝不全、神経疾患など対象者が拡大されているように、今後わが国においても、ホスピス・緩和ケアを必要としている人すべてが対象となることが期待される。

　在宅における終末期の場の特徴として、最期は住み慣れた自宅で迎えたいといった希望やニーズに応えるため、在宅ホスピスや24時間体制での訪問看護事業が充実し、在宅ターミナルケアが整備されてきている。終末期にある人の療養は、ホスピスや緩和ケア病棟だけでなく、一般病棟や地域医療の現場で行われなければならない。さらに、がんなどの特定の病気だけではなく、慢性疾患における終末期、高齢者、認知症をもつ患者の終末期などで展開されていることが多く、医療と福祉との連携についても重要視されている。

3．尊厳死

　尊厳死（death with dignity）という用語は、本来、人工呼吸器や人工水分・栄養補給装置など延命・生命維持のための措置を差し控えたり中止することにより「尊厳ある死（自然な死）」をもたらすという意味であり、消極的安楽死に分類されることもある。尊厳死の理念は、世界医師会「リスボン宣言」（1981年）の「尊厳への権利」の「患者は、人間的な終末期ケアを受ける権利を有し、また、できる限り尊厳を保ちかつ安楽に死を迎えるためのあらゆる可能な助力を与えられる権利を有する」に由来する。そこには、患者が望まない状態で延命させられることを拒否する意思と自己決定権を尊重し、死をもたらすこ

とによりその人の「尊厳」を守る、という考え方が見られる。

　延命や生命維持のための医療技術の進歩により、終末期状態や植物状態にある患者に対しても死を引き延ばすことが可能となったが、そうした生のあり方を受け入れず、それを終わらせるという選択を認めるべきだ、というのが尊厳死の主張である。尊厳死には患者本人の意思表示が不可欠であるが、それを担保するのがリビング・ウィルであり、尊厳死の法制化を目指す日本尊厳死協会では、「尊厳死の宣言書」を発行している。そこには、死期が迫っている場合や植物状態に陥ったときには、一切の延命・生命維持措置は拒否する旨の意思表示が記載されている。

　米国では、カレン・A・クィンラン事件をきっかけに、助かる見込みがない患者に延命・生命維持措置の不開始・中止を認めるものとして、1976年にカリフォルニア州で世界初の「自然死法（Natural Death Act）」が制定され、リビング・ウィルに法的な効力が付与された。以下、尊厳死の是非が問われた重要な判例を紹介する。

（1）カレン・A・クィンラン事件

　1975年４月、カレン・A・クィンランは急性薬物中毒で意識を失い、植物状態になり人工呼吸器が装着された。回復の見込みがなく植物状態で人工呼吸器につながれていたカレンの両親が、彼女の生前の意思を尊重し、自然に死を迎える権利を訴えるために訴訟を起こした。翌年、判決の結果、カレンは人工呼吸器を外したが奇跡的に自発呼吸が回復し、その後10年ほど生き続けたが、1985年６月11日肺炎により死亡した。

（2）ナンシー・クルーザン事件

　1983年１月、ナンシー・クルーザンは自動車事故により15分間無酸素状態となり遷延性植物状態になった。その後７年間はフィーディング・チューブによって栄養管理を行い生き続けていたが、回復の見込みはないとの医師の判断の下に、家族がフィーディング・チューブの取り外しをミズーリ州の裁判所に求めた。クルーザン家は検認裁判所では勝訴したが、州最高裁判所で判決を覆された。1990年12月14日、ナンシーのフィーディング・チューブは合法的に取り去られ、同年12月26日、死亡した。

（3）テリー・シャイヴォ事件

　2005年、フロリダ州で起きたテリー・シャイヴォ事件は、約15年にわたり水分と栄養分の補給を受けてきたテリー・シャイヴォ自身が「植物状態で延命を望んでいなかった」と証言をした、という夫マイケルの主張を裁判所が受け入れ、水分・栄養分の補給停止を夫が行うことを認めた事件である。しかし、テリーの両親がこれに反対し、州と国家を巻き込んだ訴訟に発展したが、最高裁は上告を棄却し、2005年3月、死亡した。

4．終末期医療をめぐる倫理的課題

　近年、終末期における延命ないし生命維持措置の開始あるいは中止に関して、様々な法的問題が発生し、患者・家族、医療従事者ともその対応に苦慮している。明らかに予後が良くないと判断される患者や高齢の患者に対して、本人や家族の意思や希望にかかわらず、人工呼吸器装着、高カロリー輸液、経管栄養などが続けられる。一方で、予後不良、高齢といった理由で、患者や家族の意思・希望に反して治療が行われず、回復の機会を逃す場合がある。

　現在、厚生労働省や関連学会のガイドラインに則り、終末期患者それぞれの状況に応じた治療方針をとることが可能になった。しかし、病状や患者本人の意思だけで終末期医療の方針を選択するのは容易ではなく、患者と家族、患者・家族と医療者の間での意見の相違による葛藤が生じることも少なくない。

　以下、終末期医療に関する主なガイドラインを紹介する。

（1）終末期医療の決定プロセス

　厚生労働省は2007年5月に、「終末期医療の決定プロセスに関するガイドライン」を公表し、国として初めて終末期医療の決定プロセスのあり方を提示した。さらに、最期まで尊厳を尊重した人間の生き方に着目した医療を目指すことが重要であるとの考えに基づき、2015年3月には「人生の最終段階における医療の決定プロセスに関するガイドライン」に改訂した。そこでは、「人生の最終段階における医療及びケアの在り方」として、適切な情報の提供と説明がなされ、それに基づいて患者または利用者等と医療職が話し合いを行い、患者または利用者等の意思決定を基本とすること、多職種から構成されるチームにおける判断の重要性、症状を緩和し全人的なケアをすることの必要性が記載さ

れている。さらに、2018年3月には「人生の最終段階における医療・ケアの決定プロセスに関するガイドライン」に改訂した。

（2）高齢者の終末期ケア

　日本老年医学会は、高齢者の終末期医療のあり方に取り組み、「高齢者ケアの意思決定プロセスに関するガイドライン――人工的水分・栄養補給の導入を中心として」を策定し、2016年6月に発表した。経鼻経管や胃ろうに代表される人工的水分・栄養補給法（artificial hydration and nutrition：AHN）は、生命予後の改善、QOL改善のための一時的栄養法で、不要になれば閉鎖することが見込める患者の場合には有効な方法である。しかし、わが国では胃ろうが認知症の末期などに多く使用されており、適応について従来から課題があるとされてきた。そこで、本ガイドラインは認知症の末期にある患者を対象に、AHNの差し控え、中止、両方の場合を念頭に置き、方針決定にたどりつくことを目的としている。

（3）救急医療における終末期の医療のあり方

　日本救急医療学会は2007年10月に「救急医療における終末期医療に関する提言（ガイドライン）」を公表した。救急医療現場では、まったく健康と思われていた人に事故や重病が突発し、きわめて短い時間で死が切迫する事態に陥る。重症の救急患者を治療する経過のなかで、終末期の状態の判断と延命措置の中止基準が必要となる。そこで、突然の病気や事故で搬送された患者を想定した救急医療現場の指針案として作成された本ガイドラインは、終末期の判断、家族への対応、延命措置に関わる判断・中止の選択肢などについて解説している。

　終末期医療・ケアを考えるとき、終末期の意味、死の受容など根源的な価値観や態度について自分自身の考えを明確化することが求められる。そのため、社会の変化や社会的価値観も取り入れた早期からの死の準備教育（death education）の充実を含めて、教育的な支援体制の強化が今後必要となる。終末期医療・ケアは、患者本人の人生や価値観、生活様式を尊重して展開されるものでなければならない。終末期の過ごし方は本人の明確な意思決定が前提であり、その意思の実現を支えるために、保健医療制度や社会福祉サービスのさらなる充実と倫理観を育てる道徳教育の向上が求められる。高齢者の多死時代を迎えるにあたり、一人ひとりの人生が最期まで尊重される社会の実現が望まれ

る。

■ おわりに

　終末期という人生の終焉の重要な時期において、人生をどのように完結させ
るか、人生の終焉をどのような時間とするか、それは遺される家族にとって
も、その後の人生を左右するような大切なことになると考える。患者が望む暮
らし、患者らしい最期を実現するためにも、患者が歩んできた人生を理解しな
がら、ともに支援していくことが重要である。

〈問と応答〉

① 　患者の意思を無視した無益な終末期医療

> 　Aさん（60歳代前半、男性）は肺がん治療のために転院してきた。すでに末期状態
> にあり、家族はここで行われる抗がん剤治療に最後の望みをかけていた。Aさんには
> がんの告知はされているものの、その程度についての具体的な説明はされていなかっ
> た。真実をすべて伝えることでAさん自身の闘病意欲が失せてしまうという家族側
> の意見が優先されていた。息切れの症状や全身倦怠感が日々強くなってきたことか
> ら、Aさんは、もうこれ以上よくならないことを薄々感じているようであった。主治
> 医は抗がん剤の治療効果が期待できないため、今後の対症療法として緩和ケア病棟へ
> の転院を提案しようと家族を呼び説明した。しかし、家族は緩和ケア病棟に移ること
> は積極的な治療を放棄することであり、Aさんに末期状態であることを宣告すること
> を意味すると言い、強く拒否した。家族は緩和ケア病棟への転院ではなく、「何とか
> 他の治療を続けていただけないでしょうか」と懇願した。Aさんは抗がん剤治療を受
> ける前に、担当看護師に「もうつらいよ。抗がん剤治療をやめたい。治療を続ける意
> 味があるのかな。最期は家のベッドで寝たいよ」と話していた。家族の意見を聞いた
> 看護師は、医師と家族だけで治療方針が決められ、患者の意思や尊厳が守られていな
> いことに疑問を抱いた。家族側の思いも共感できるが、効果のない治療に疲労感や不
> 信感を募らせているAさんを目の当たりにしているつらさも拭えないと感じていた。
> Aさんにどうすることがよいのか、あなたはどのように考えるだろうか。

[A]　治療の見込みがある限り、あらゆる治療を諦めきれないのは家族として当然のこ
　　とである。Aさんの意向を確認せずとも、Aさんが真実をすべて聞いたり治療効果の
　　現状を聞かされたら落ち込むかもしれないだろうと思うことも家族として当然であ
　　る。患者の思いを代弁する家族側の思いや意思が優先されることは致し方ない。

[B] Aさんに対して、正しい情報が伝えられていないために、家族は治療を続ければ治ると思っている。その一方で、Aさんは自分が望む治療の意思選択や最期の迎え方の希望が医師や家族に伝えられていない。誰のためにその医療を行っているのか、患者は何を望んでいるのかなどについて、患者・家族とともに、医師・看護師以外も加わった多職種チームで検討するべきである。

[C] 緩和ケア病棟に転院することは、積極的な治療をあきらめ、治療を放棄することではない。Aさんの息切れや全身倦怠感などの苦痛症状の緩和を図っていくことが第一であり、Aさんにとってもっとも望ましい療養場所をAさんの意向を確認しながら決めていくべきである。

② 終末期患者の人工呼吸器装着

> Bさん（50歳代後半、女性）は6カ月前に大腸がんと診断され、手術を受けた。すでに肺転移、骨転移があり、苦痛緩和目的で放射線療法が行われたが、効果はなく呼吸困難がみられるようになった。Bさんは入院中、看護師に「チューブや器械につながれた状態で生きながらえるのは嫌です。人工呼吸器はつけたくありません」と話し、看護師は主治医と夫にBさんの意思を伝えた。しかし、Bさんは、毎日面会に訪れる夫に、「人工呼吸器を装着したくない」と伝えることはできていなかった。息子とも人工呼吸器装着や今後の治療について話し合うことはできていなかった。Bさんの容態が急変し、意識が低下していくなか、「息子が今、病院に向かっている。病院に到着するまでは生きていてほしい」という夫の願いにより人工呼吸器が装着された。その後、看護師によって痰吸引の処置を受けてBさんの苦しそうな表情を目の当たりにした夫は、「人工呼吸器をつければ楽になると思っていたのに。こんなはずではなかった」と言い、人工呼吸器を装着したことを後悔した。病院に到着した息子も、「この器械を外してあげたい。早く楽にしてあげたい」との言葉が聞かれた。あなたはどのように考えるだろうか。

[A] Bさんは入院中、人工呼吸器を装着したくないと看護師に明確に意思表示をしていた。Bさんの意思を尊重して、たとえ人工呼吸器を装着しないことで生命を短縮させることになったとしてもやむをえない。Bさんの意思を尊重し直ちに人工呼吸器を取り外すべきである。

[B] 患者の苦痛を考慮して、人工呼吸器の取り外しを行ったために、刑事訴追を受けた事例がある。いったん器械を装着した以上、家族からの希望があってもBさんの人工呼吸器を取り外してはならない。

[C] Bさんの容態が急変し、Bさん自身がどのような治療を望んでいるのか確認できないため、代理決定者である家族に人工呼吸器装着の決定を委ねたことは適切である。

[D]　病状が急変した時、人工呼吸器を装着するかどうか、事前に患者・家族間で意思を確認し合ってもらうべきであった。人工呼吸器を取り外すかどうかについて、家族と多職種チームで話し合い、Bさんにとって最善になるよう意思決定を支援するべきである。

〈参考文献〉

大西和子・飯野京子編『がん看護学——臨床に活かすがん看護の基礎と実践　第2版』ヌーヴェルヒロカワ、2018

柏木哲夫『癒しのターミナルケア』最新医学社、2002

窪寺俊之『スピリチュアルケア学概説』三輪書店、2008

坂口幸弘『悲嘆学入門——死別の悲しみを学ぶ』昭和堂、2010

鈴木志津枝・内布敦子編『成人看護学　緩和・ターミナルケア看護論　第2版』ヌーヴェルヒロカワ、2011

恒藤暁『最新緩和医療学』最新医学社、1999

中島みち『「尊厳死」に尊厳はあるか——ある呼吸器外し事件から』岩波書店、2007

日本緩和医療学会編『専門家をめざす人のための緩和医療学　第2版』南江堂、2019

東札幌病院編集委員会編『チームエンド・オブ・ライフケア実践テキスト』先端医学社、2014

第9章 安楽死と医師による自殺幇助

糸島　陽子

■ はじめに

　人は、いつかは死を迎える。その最期を自由に決めることは許されるのだろうか。2014年11月1日、米国オレゴン州でブリタニー・メイナードさん（29歳）が医師から処方された薬を予告通り内服して死亡したことは、わが国でも大きく報道された。また、2020年8月筋委縮性側索硬化症（ALS）の女性に対する嘱託殺人罪で医師2名が起訴されたことは記憶に新しい。

　患者の権利に関する世界医師会リスボン宣言では、「患者は、人間的な終末期ケアを受ける権利を有し、また、できる限り尊厳を保ちかつ安楽に死を迎えるためのあらゆる可能な助力を与えられる権利を有する。」と患者の権利を示している。安楽に死を迎えるためのあらゆる可能な助力に、安楽死や医師へ自殺幇助を依頼することは含まれているのだろうか。

　超高齢多死社会を迎え、自分の最期は自分で決めたい、最期まで人間らしく生きたいと強く願う人は多い。そこで、本章では、自分の最期を自分で決め、そのために他者の援助を求めることは許されるのかについて、「安楽死」と「医師による自殺幇助」に即して考えていくことにする。

1．安楽死と医師による自殺幇助──定義と分類

（1）安楽死の定義

　安楽死（euthanasia）は、ギリシア語の「よき（eu）」と「死（thanatos）」がその語源である。わが国においては、「助かる見込みのない病人を苦痛から解放する目的で、延命のための処置を中止したり死期を早める処置をとること。」（『大辞林』第3版）、「助かる見込みのない病人を、本人の希望に従って、苦痛の少ない方法で人為的に死なせること。」（『広辞苑』第6版）と定義されている。

　本章では、安楽死は、患者の利益のために回復不能な終末期患者や受容不可能な苦痛を抱く人に対し、周囲の者が意図的に死に至らせることで、身体的苦

痛に限らず、意味のない生と感じている精神的苦痛からの解放も含まれることとする。

（2）安楽死の分類

　安楽死の方法として、積極的安楽死、消極的安楽死、間接的安楽死に分類されることが多いが、近年、安楽死の倫理的・法的な是非が議論される場合は、本人の意思による積極的安楽死に限定するのが一般的である。積極的安楽死は、死なせることを目的に医師が致死薬を投与して患者に死をもたらすことであり、法的に認められていなければ殺人行為として刑事責任が問われうる。消極的安楽死は、生命維持のための措置を中止する、もしくは差し控えることにより死ぬに任せることであり、通常の終末期医療の措置として世界中で行われており、安楽死の問題として議論されることはなくなりつつある。間接的安楽死は、生命を短縮させるかもしれないと知りながら苦痛緩和の治療をした結果、死に至ることであるが、通常の緩和医療の措置として安楽死には含めないという見解が主流である。さらに、自らの死を決める意思という観点から、患者の意思による自発的（voluntary）、患者の意思に反する反自発的（involuntary）、患者に意思表示をする能力がない場合の非自発的（nonvoluntary）に分類される。

（3）医師による自殺幇助

　医師による自殺幇助（physician assisted suicide：PAS）は、医師の処方した致死薬を患者本人が自分の最期と決断した時点で使用して死に至ることであり、これを安楽死の一類型に含める考えもあるが、両者は根本的に異なるものと見なすのが妥当である。医師は死ぬ手段を与える（致死薬の処方）が、薬物を実際に服用するのは患者本人であり、死をもたらす行為形態としては自殺である。

（4）法規制の現状

　消極的安楽死と間接的安楽死に当たる行為については、法律・指針または医療慣行により世界のほとんどの国・地域で認められているが、日本には明確なルールがないため、その是非をめぐって議論が続いている。自発的積極的安楽死については、オランダ、ベルギー、ルクセンブルク、カナダ、スペイン、コロンビアで合法化されている。ローマ・カトリックや世界医師会をはじめ根強

い反対意見があり、見解の対立状況が続いている。

　医師による自殺幇助については、オランダ、スイス、米国のオレゴン州、カナダ、ドイツなどで合法化されている。日本では刑法第202条で、人の嘱託を受けてその人を殺害する嘱託殺人、人の承諾を得てその人を殺害する承諾殺人（同意殺人）、人を幇助して自殺させる自殺幇助等が禁止されているため、積極的安楽死も医師による自殺幇助も認められていない。

2．安楽死に関する日本の動向

（1）山内事件（1961年）

　脳溢血で半身不随となった父親は、身体を動かす度に激痛で「早く死にたい」「殺して欲しい」と訴えていた。そんな父親の姿を見かねた息子は、牛乳の中に有機リン殺虫剤を入れ、事情を知らない妻がその牛乳を飲ませ死亡させた。

　名古屋高裁の判決（1962年）では、安楽死の要件として、①病者が現代医学の知識と技術からみて不治の病に冒され、その死が目前に迫っていること、②病者の苦痛が甚だしく、何人もこれを見るに忍びない程度のものなること、③病者の死苦の緩和の目的でなされたこと、④病者の意識が明瞭で意思を表明できる場合には、本人の真摯な嘱託または承諾のあること、⑤医師の手によることを本則とし、これによりえない場合には、医師によりえないと首肯するに足る特別な事情があること、⑥その方法が倫理的で妥当なものとして容認しうるものであることの6要件が示された。その上で、嘱託殺人として有罪判決（懲役1年・執行猶予3年）が下された。

（2）東海大学病院安楽死事件（1991年）

　東海大学医学部附属病院の医師は、多発性骨髄腫で入院していた男性患者の長男等から、「やるだけのことはやったので、自然な状態で死なせてあげたい」と治療行為の中止を求められ、点滴、フォーリーカテーテルを抜去し治療を中止した。その後も、男性患者は苦しそうな呼吸が続き、「苦しそうなのをみているのがつらいので楽にして欲しい、早く家に連れて帰りたい」と強く迫られ、男性患者を死なせるために塩化カリウム製剤等を注射して死亡させた。

　横浜地裁判決（1995年）では、積極的安楽死の要件として、①耐えがたい肉

体的苦痛がある、②病気は回復の見込みがなく死期が迫っている、③肉体的苦痛を除去・緩和するための代替手段がない、④自発的意思表示があることの4要件が示された。名古屋高裁判決と異なるところは、耐えがたい肉体的苦痛に限定したこと、苦痛を除去・緩和するための代替手段がない場合は生命を犠牲にすることの選択も許されることである。いずれにおいても医師による致死行為が積極的安楽死として許容されるためには、患者による明示の意思表示がある自己決定権の理論を根拠とした。また、間接的安楽死や「治療行為の中止」（尊厳死）は、患者の事前意思表示や家族の意思表示から推定される意思でも足りうるとした許容要件についても言及している。その上で、本件は患者の意思表示がなかったこと、昏睡状態で肉体的苦痛を欠いていたことから積極的安楽死に相当しないとして、殺人罪で有罪判決（懲役2年・執行猶予2年）が下された。

（3）川崎協同病院事件（1998年）

男性患者は、気管支喘息の重積発作で心肺停止状態となり、病院へ搬送された。搬送後も昏睡状態が続き、医師は、意識の回復は難しく呼吸状態が悪化した場合でも人工呼吸器をつけないことを説明し、患者の家族（妻と子ども）の同意を得た。医師は、家族の要請から気管内に挿入されていたチューブを抜くと、患者が身体をのけぞらせるなど苦悶様の呼吸をしたため、鎮静剤や筋弛緩剤を投与し死亡に至った。

一審の横浜地裁（2005年）は、医師は治療を尽くさず、家族の真意を確認していないとして殺人罪（懲役3年・執行猶予5年）が下された。二審の東京高裁（2007年）は、患者の意思が不明で死期が切迫していたとは認められないとしたが、家族からの要請であったと認定して、懲役1年6カ月・執行猶予3年と減刑した。そして、最高裁（2009年）は、脳波などの検査をしておらず、余命について的確な判断を下せる状況ではなく、患者の推定意思に基づく治療中止には当たらないとして、医師の上告を棄却した。この裁判では、①終末期医療に対する患者の意思は明らかではなかったこと、②医師の抜管から薬物の投与までの一連の行為は、発症から2週間の時点で回復の可能性や余命について的確な判断を下せる状況ではなかったこと、③家族からの要請ではあるが患者の推定意思に基づくことができないことなどが示された。本件は、最高裁が判断を

示した最初のケースであったが、延命措置の中止の要件は示されなかった。その上で、医師が末期患者に対し殺意を持って気道確保のための気管チューブを抜去した行為は治療行為の中止とし、その後、筋弛緩剤を投与する行為は積極的安楽死として、殺人罪の有罪判決（懲役1年6カ月・執行猶予3年）が下された。

（4）射水市民病院事件（2006年）

富山県射水市民病院の医師は、2000〜2005年に、50〜90歳代の回復が見込めない男女7名の人工呼吸器を家族の希望により取り外し、患者を死に至らしめた。看護師の報告から調査が開始され、医師は殺人容疑で書類送検されたが、人工呼吸器の取り外しによって死期が早まったかは不明として不起訴となった。いずれの患者も意識がなく本人の意思確認はできていない。

わが国では、終末期医療の法制化やガイドラインが未整備で、医療現場でも意見が分かれており、この事件は、厚生労働省による指針作成を早めるきっかけとなった。2007年の「終末期医療の決定プロセスに関するガイドライン」では、延命治療の中止は、医師だけなく看護師など様々な医療・ケアチームによって医学的妥当性と適切性を基に慎重に判断するべきとした。患者の意思が確認できる場合は、インフォームド・コンセントに基づく患者の意思決定を基本とし、患者と医療従事者との十分な対話をもとに合意内容を文書化する。時間の経過、病状の変化、医学的評価の変化に応じて患者の意思が変わることから、そのつど説明と患者の意思確認をするとした。また、患者の意思が確認できない場合は、家族らによる患者の推定意思を尊重するとし、患者の推定意思も確認できない場合は、家族らと話し合い患者にとって最善の治療方針を決めるとした。家族がいない場合は、医療・ケアチームで行うとした。本ガイドラインは、国の指針として示されたことに意義はあるが、積極的安楽死についての言及はない。さらに、厚生労働省は、人生の最終段階を迎えた患者および家族と医師をはじめとする医療従事者が、最善の医療とケアを作り上げるプロセスを示すものとして、2015年にこれを「人生の最終段階における医療の決定プロセスに関するガイドライン」へ、2018年には「人生の最終段階における医療・ケアの決定プロセスに関するガイドライン」へと改訂した。しかし、このガイドラインでも、生命を短縮させる意図をもつ積極的安楽死は対象としていない。

（5）京都 ALS 患者への嘱託殺人事件（2019）

　ALS の女性が SNS で知り合った医師 2 名に安楽死を依頼し、2019年11月30日に女性が死亡した事件。女性からはバルビツール酸系の鎮痛薬が検出され、医師へは計130万円が振り込まれていたとされる。2 人は2020年 7 月に嘱託殺人の疑いで逮捕され、その後起訴された。

3．安楽死と医師による自殺幇助に関する諸外国の動向

（1）米　国

　米国では、1950年代の公民権運動など種々の人権運動をきっかけに、患者の権利意識が高まった。医療においては、患者自らが十分な説明を受けることにより納得した医療を受けられる権利や、「生きる権利（right to life）」とともに、「死ぬ権利（right to die）」への要求も高まりつつある。全米50州で積極的安楽死は違法としているが、医師による自殺幇助を認める州は、オレゴン州、ワシントン州、バーモント州、モンタナ州、カリフォルニア州、コロラド州、ワシントン D.C.、ハワイ州などがある。

　オレゴン州では、末期の乳がんで苦しんでいる女性に致死的な薬を投与する「尊厳死法（Death with Dignity Act）」が1994年住民投票によって可決され、医師による自殺幇助が米国で初めて法的に認められた。しかし、反対派が違憲訴訟を起こし差し止められたが、その後、審議が続き、連邦最高裁の差し止め命令の棄却で1997年10月施行された。オレゴン州の尊厳死法は、18歳以上の判断能力のある成人で、オレゴン州の住民と限定している。そして、主治医と別の医師により余命 6 カ月未満と診断され、患者の意思により口頭や書面で複数回確認することで致死量の薬物を処方することが可能となった。

（2）ベネルクス三国（オランダ、ベルギー、ルクセンブルク）

　オランダでは、1970年代から活発な議論が行われ、2001年には「要請に基づく生命の終焉並びに自殺幇助法」が成立し、世界で初めて積極的安楽死と医師による自殺幇助を合法化した。同法では、安楽死が容認されるために以下の 5 つの要件を定めている。①患者の要請が、自発的でかつ十分に考慮されたこと、②患者の苦痛・苦悩は持続的であり、耐えられないものであったということ、③患者にはその置かれている状況並びに今後の見込みについて分かり易く

説明してあること、④患者が置かれている状況に対する合理的な解決法はなかったという確信が患者にあること、⑤少なくとも一人の他の医師に意見を求めたこと。主な特徴としてあげられるのは、肉体的苦痛だけでなく精神的苦痛も理由として認める、「不治の病」や「末期状態」は必要条件ではない、未成年者（12歳以上16歳未満は代理承諾が条件）についても認める、認知症患者についても事前意思表示により認める、などがある。

　ベルギーでは、2002年にオランダとほぼ同じ内容の法律が成立し、積極的安楽死が合法化されているが、カトリック教会の影響などで医師による自殺幇助は認められていない（法律の解釈により実施可能）。2014年2月に対象者の年齢制限を撤廃する法改正がなされ、小児の安楽死も合法化された。ルクセンブルクでも2008年にオランダとほぼ同じ内容の法律が成立した。

（3）その他

　スイスでは、営利目的の自殺幇助は禁止されているが、医師による自殺幇助は合法化されている。とくに、居住者による限定がされていないため、各国から自殺幇助を受けるために、難病患者、末期がん患者、心臓疾患患者などが訪れている。スイスには外国人も登録することができる「ディグニタス（DIGNITAS）」という死ぬ権利を訴える団体がある。ディグニタスは、尊厳を持って生きる、生命と生活の終わりにケアと選択肢を向上させることを支持・教育・支援する非営利団体で、緩和ケア、自殺企図防止、事前指示などの支援を行い、スイス人と外国人への自殺幇助を支援している。

　カナダでは、医師による自殺幇助について、連邦政府と州政府が法制化するまでは合法的な安楽死の実施は停止されてきた。しかし、ケベック州で、末期患者が医師の助けを借りて死を選ぶ権利を認めると最高裁によって支持された（2015年）。とはいえ、安楽死を選択せざるをえない弱者や、どのような理由にしろ、人の生命を終わらせることが個人の良心や宗教的に受け入れられない医師たちにどう配慮するかなど、いろいろな課題は残っている。対象は、カナダ政府出資の医療サービス資格保持者で意思決定能力のある18歳以上の成人に限定され、国外からの自殺ツーリズムを防止している。

　オーストラリア北部準州では、1996年に積極的安楽死と医師による自殺幇助を認めた「終末期患者の権利法」が制定されたが、連邦政府の反対により翌年

廃案となった。しかし、ビクトリア州では、安楽死を合法化する法律が可決され2019年6月から施行されている。

ドイツでは、2015年に一定の条件で自殺幇助が合法化された。

4．安楽死と医師による自殺幇助の倫理的課題

超高齢多死社会を迎え、積極的安楽死や医師による自殺幇助は、「死ぬ権利」として関心が高まってきている。しかも、終末期の身体的苦痛のある患者だけではなく、精神的苦痛のある患者、認知症の患者、そして治療法のない神経難病の患者へと広がりを見せている。そこで、安楽死と医師による自殺幇助における倫理的課題について概観する。

（1）「死ぬ権利」は認められるのか

自発的意思による積極的安楽死や、医師へ自殺幇助を要請することは、「死ぬ権利」として容認されるのだろうか。自らの生命を、いつ、どのような状況、どのような方法で終わらせるかは、「個人の自由」と言えるのか。生命は何ものにもかえがたいとする「いのちの神聖さ」より「自己決定」が優先されていると考えられるが、自らの生命を終わらせることを自己決定の対象としてよいのだろうか。

また、自死とは異なり第三者の関与が不可欠である積極的安楽死や自殺幇助は、関与する者の心理的負担は大きい。さらに、第三者の「断る」や「やめた方がよい」というアドバイスは、「権利侵害」にあたるのだろうか。積極的安楽死では「殺す」ことを、自殺幇助では「死ぬ手助け」を要請し、かつ実行することを求めるため、純粋な権利行使ではなく、権利概念の不当な拡大と言わざるをえない。しかし、第三者の関与がまったくない形での自死であれば問題がないとも言いがたい。

（2）医療従事者のディレンマ

積極的安楽死と医師による自殺幇助は第三者の関与を必要とするため、医療従事者への負担は大きい。医療従事者には、患者の苦痛の除去と緩和、健康の回復、生命の保持（死の回避）という専門職としての使命と、患者の意思を尊重してその思いに寄り添うケア提供者としての責務との間でディレンマが生じる。患者の「死にたい」という真摯な思いに寄り添いたいという思いは、消極

的安楽死や間接的安楽死といった「死ぬに任せる」ことへの関与を可能にするかもしれないが、積極的安楽死や自殺幇助まで支援することにつながるのだろうか。医療従事者の良心、個人の価値観、宗教的信条等により、「患者が死を望む理由や背景を十分に検討し、緩和ケアの充実やこころのケアを徹底して行い生きる可能性を探る」という立場と、「患者の意思や思い（絶望感、不安感、喪失感など）を尊重して死ぬことを支援する」という立場に別れる。まずは、医療従事者自身の死（一人称の死）や、大切な人の死（二人称の死）について考え、その上で、患者の死（三人称の死）について円環させて考えるなかで、死生観を育み、患者の「死にたい」という真摯な思いに寄り添う力を育んでいく必要がある。

（3）「滑りやすい坂」論

オランダやベルギーでは、すでに「不治で末期」は積極的安楽死と医師による自殺幇助を実施するための条件でなくなり、疾患の有無や年齢制限もなくなるなど、適用拡大の傾向は進んでいる。「本人の意思」が必須要件として拡大の歯止めになっているものの、意思能力のない（不十分な）人たち（新生児、乳幼児、認知症、精神障害、意識障害など）への適用拡大は報告されている。また、患者自らが家族に負担がかかるからという理由で、安楽死や自殺幇助を希望することがないようにしなければ、障害者や介護が必要な者などへ適用が拡大される可能性ある。

■ おわりに

この章では、安楽死と医師による自殺幇助について考えてきた。積極的安楽死を合法化する国は、まだ少ない。わが国では、刑法202条において、嘱託・承諾殺人ならび自殺幇助を処罰する規定をおいているため、自殺幇助や積極的安楽死は法的に容認されていないが、今後、「死ぬ権利」を求める声は大きくなっていくことが予測される。しかし、自死と異なり、第三者の介入が必要な積極的安楽死と医師による自殺幇助は、医療従事者にかかる負担は大きい。患者の「死にたい」という真摯な思いにどのように応えるべきなのか。医療従事者に求められているのは、患者の真摯な思いに寄り添う力を育んでおくことではないだろうか。

〈問と応答〉

① 医師による自殺幇助

> Ａさんは、30歳代の女性で、結婚して半年になる。３カ月ほど頭痛が続いたため受診した結果、悪性の脳腫瘍が見つかった。腫瘍摘出の根治手術は難しく、放射線治療を勧められた。Ａさんは、セカンドオピニオンを受けにＢ病院に行ったが、治療方針は同じで、全脳照射は、副作用も大きいと説明を受けた。これから、麻薬でもコントロールできない頭痛が出現する可能性があること、ひとりで日常生活が送れなくなること、腫瘍増大に伴い人格が変化する可能性があること、愛する家族や友人を認識することができなくなる可能性があること、余命は半年くらいだということ、などが知らされた。Ａさんは、こんな状況では生きていたくないと安楽死を考えるようになり、夫や両親にその思いを伝えた。夫は、Ａさんの意思を尊重すると言ってくれたが、両親は困惑していた。しかし、Ａさんは、医師に安楽死を希望し、致死量の薬を処方して欲しいと伝えた。Ａさんに対して、どのような対応が必要になるか。

[A]　わが国では、刑法202条の嘱託・承諾殺人ならび自殺幇助を処罰する規定があり、自殺幇助や積極的安楽死は法的に容認されていない。医師は、わが国では自殺幇助や積極的安楽死は法的に認められていないことを伝え、Ａさんの希望を断る。

[B]　Ａさんは、成人で意思決定能力もあり、自分のいのちをどのようにするかの権利は持っている。今後、苦痛が増大することは容易に想像ができるため、両親は困惑しているが夫の同意もあることから、Ａさんの希望を尊重するため、外国人の自殺幇助を援助しているスイスの団体を紹介する。

[C]　Ａさんと家族や医療者が話し合う場を設け、Ａさんの安楽死に対する思いを聴き、苦痛を和らげる方法を一緒に考えていくことを提案する。Ａさんの人生の長さではなく質を重視する自己決定を大切にしつつ、苦痛を最大限緩和する努力をするので、安楽死は考えないでほしいと伝える。

② 家族から依頼された安楽死

> 気管支喘息重積発作で意識がもどらないＢさん、80歳男性。１週間前に自宅で倒れてから意識は戻らず、人工呼吸器を装着している。家族からは、「父はもう十分生きた。意識がもどらないのなら、早く楽にさせて欲しい。」と、受け持ち看護師に人工呼吸器の取り外しを何度も懇願している。Ｂさんの家族に対して、どのような対応が必要になるか。

[A]　Ｂさんの意識は１週間戻らず、Ｂさんの終末期医療に対する意思がわからない現

状では人工呼吸器を取り外すことはできないことを家族に説明して、Bさんの苦痛を最小限にする医療を継続する。

[B]　どのような理由にせよ人のいのちを終わらせる行為は、医師療従事者にはできないことを伝える。しかし、家族の負担を考えると、人工呼吸器の取り外しもやむをえないので、人工呼吸器の酸素濃度を徐々に下げていき、「自然な死」を装って臨終を迎えさせる。

[C]　意識が戻らない状態は1週間しかたっていないので、回復する可能性が高いことを説明して積極的な治療に専念するが、どうしても取り外すことを希望するのであれば、個人の自己決定を最優先してくれる施設（人工呼吸器をとりはずしてくれる施設）を探して転院してもらうように勧める。

〈**参考文献**〉

　赤林朗編『入門・医療倫理Ⅰ　改訂版』勁草書房、2017

　甲斐克則編訳『海外の安楽死・自殺幇助と法』慶応義塾大学出版会、2015

　澤田愛子『末期医療からみたいのち』朱鷺書房、1996

　シンガー、ピーター『生と死の倫理』樫則章訳、昭和堂、1998

　日本臨床死生学会監修・石谷邦彦編『安楽死問題と臨床倫理』青梅社、2009

　福井次矢他編『臨床倫理学入門』医学書院、2003

　伏木信次他編『生命倫理と医療倫理　改訂3版』金芳堂、2014

　ペンス、グレゴリー・E『医療倫理1』宮坂道夫他訳、みすず書房、2000

　宮下洋一『安楽死を遂げた日本人』小学館、2019

　ロウ、バーナード『医療の倫理ジレンマ　解決への手引き——患者の心を理解するために』
　　北野喜良他訳、西村書店、2003

第10章 脳死と臓器移植

堀田義太郎

■ はじめに

　臓器移植とは文字通り、他人の臓器を取り出して（摘出して）移植することである。臓器移植には、心臓が停止した死者から臓器を取り出す移植、脳死者からの臓器移植、そして生体間の臓器移植がある。心臓が停止した人からの臓器提供にも検討すべき問題がないわけではないが、とくに問題になるのは脳死臓器移植と生体間臓器移植である。この章ではとくに脳死者からの臓器移植に限定して、その概要と問題点について検討する。

　脳死臓器移植とは、「脳死」と判定された人から臓器を取り出して、他の人に移植することである。これは心臓が停止した人からの臓器移植とは異なる。脳死の人はまだ心臓が動いているからである。なぜ、まだ心臓が動いている人から臓器を取り出すようなことをするのだろうか。それは、とくに心臓移植の場合、心臓死を迎えた後に取り出しても使い物にならず、移植を成功させるためには、まだ動いている段階で心臓を止めて取り出すのが最も有効だからである。

　では、脳死臓器移植にどのような問題があるのだろうか。それは、心臓がまだ動いている人から心臓など生命にかかわる臓器を取り出すことは、通常の考え方からすれば殺人になるという点にある。多くの国や地域で、これまで長く「死」とは主に心臓停止によって判定されてきたからである（他に呼吸停止と瞳孔散大を加えて死の三徴候説と言われる）。

　以下では、脳死臓器移植について概要を確認し倫理的な問題点を概観していこう。

1. 脳死臓器移植の歴史と現状

（1）脳死と臓器移植

　脳死と臓器移植について、次のように理解している人も多いかもしれない。

つまり、脳死という状態は臓器移植とは無関係に昔から存在しており、後から、臓器移植にも利用できることが発見された、という理解である。しかし、このような理解は歴史と現状を正しく認識しているとは言えない。もちろん、脳死と臓器移植は言葉としても事象としても別である。また、たしかに、脳死とされうる状態は臓器移植とは関係なく存在する。しかし、歴史的に見て、移植という目的がない限り、ある人が「脳死」であるか否かは問題にならなかった。

　では、脳死とは何か。脳死の一般的なイメージは、脳だけが機能を停止して、心臓は動き脈がある状態である。脳幹の機能も損傷されているので自発呼吸はできないが、人工呼吸器で呼吸管理をすれば心臓は動き続ける。ただ、ほとんどの場合、数日ほどで心臓も停止して死に至る状態だとされている。それに対して、いわゆる「植物状態」の場合には脳幹は機能しており、自発呼吸が維持されている場合が多く、回復することもある。脳死状態はきわめて重篤な状態だが非常に稀であり（全死者の１％ほど）、頭部外傷などの事故や脳の疾患や窒息などによって起こりうる。

　「脳死」の法的な定義は、日本を含めて多くの国で「脳幹を含む全脳機能の不可逆的な停止」とされている。そして、その状態を判定するための方法も定められている。ただ、この定義で「脳死」だと判定されうるような状態があることは、人工呼吸器が開発されて以降、1950年代くらいから報告されていた。つまり脳死とされうる状態は、臓器移植とは関係なく存在していたし、今も存在する。しかし、この状態は「脳死」とは異なる。実際、「脳死」という言葉が登場する以前は、この状態は「超昏睡」や「不可逆的昏睡」と呼ばれて、きわめて重篤な状態の患者として認識されていた。患者であるから、当然ながら生きている人として扱われていた。では、その状態が「脳死」と呼ばれるようになったのはいつからなのか。また、そこにはどのような経緯があったのか。

　「脳死」という言葉が登場したのはいつか。「脳死」という言葉が公的に用いられたのは、1968年のハーバード大学医学部脳死定義検討特別委員会（通称「脳死委員会」）が作成した報告書においてである。この「脳死委員会」の報告は、1968年８月に『米国医師会誌』に掲載された。では、この委員会が「脳死」という言葉を作ったのには、どういう経緯があったのか。ここでは、オー

ストラリアの生命倫理学者、ピーター・シンガーの議論に沿って簡単に確認しておこう。

　この委員会の報告は一見、脳死という状態を「実際には死んでいるが法がそうみなさない」ような状態として位置づけ、「新しい死の定義が必要だという議論」を展開した論文であるように見える。しかし、この報告書の主な関心は、「脳死」という状態そのものではなかった。報告書が「死の再定義」を提唱するのは、それによって、家族の心理的負担と医療費に関する経済的負担が軽減され、より重要な点として、移植用の臓器の入手が容易になるからである。

　この意図は、報告書の草案の段階では、もっとはっきりと書かれていた。草案では、「移植の必要な人のために活性のある臓器をより入手しやすくするという目的で、死の再定義をしようとしている」ということが明示されていたからである。つまり、「新鮮な臓器」を容易に入手するのが目的であると書かれていた。しかし、それをあまり露骨にしたくないという政治的な判断が働いて、最終的にはより穏当な表現に言い換えられた。それまでは、きわめて深い昏睡の患者として扱われていた人を、「死んだ」ことにした最大の目的は、臓器移植を合法的に行うためである。

　以上の経緯については他にも多くの論者が指摘していることだが、それは、どの国においても、脳死が臓器移植と無関係ではありえないという事実からも納得できる。

　脳死臓器移植とは、まだ心臓が鼓動し脈がある人から、心臓をはじめとした臓器を取り出すことである。とくに心臓はデリケートな臓器であり、心臓移植を成功させるためには心臓の「新鮮さ」が重要である。もし、まだ心臓が動いている最中に組織保存のための薬品を投与し、人為的に止めて取り出し移植することができれば、移植にとっては最も望ましい。しかしそれは心臓を止めることを含む。動いている心臓を止める行為は、たとえ本人がそれを望んでいたとしても「殺人」である。たとえばある人が、心臓病の恋人（等）に対して「自分の心臓を提供したい」と強く望んでいるとして、医師が、その人の心臓を取り出して移植するとすれば、それは殺人である。

　移植に適した状態の心臓を得るためには、心臓が動いている時点で取り出す

ことができれば望ましい。動いている心臓を止める行為が「殺人」と呼ばれないためには、心臓が動いていても「死んでいる」と言える状態がなければならない。

　生命にかかわるような臓器や組織の移植は、提供者（ドナー）が死んでいるという条件、「デッドドナー・ルール」があるからである。心臓移植を成功させるためには動いている心臓を摘出する必要があるが、それを殺人としないためには、心臓が動いていても死んでいると言える状態があるとする必要がある。それまで超昏睡や不可逆的昏睡と呼ばれていた患者を「脳死」と呼ぶようになったのは、そのためである。

　脳死臓器移植の先進国である米国では、2008年まで、脳死を新しい死の基準とする理由として「有機的統合性説」と呼ばれる理論が採用されていた。有機的統合性説とは、生きていると言える状態を「内部環境の恒常性」と「身体と外部環境との相互作用の持続」によって規定し、脳をこの統合性を維持する機能の中枢として見なす考え方である。しかし、以下でも確認するように、この考え方は多くの事例によって反証され、米国では、2008年には放棄されるに至っている。

（2）日本の臓器移植法改定に伴う論点

　日本では、1970年代以降、脳死を（本人が臓器提供に同意しているという条件付きであるとしても）死の定義として認めるかどうかについて、多くの議論が展開されてきた。他の多くの国では、先述の「脳死委員会」の報告とそれを洗練させた1981年の「死の判定基準」報告などを受けて、80年代には脳死を人の死として臓器移植を可能にする法律が作られた。他方、日本では1997年までは脳死臓器移植は法的には認められていなかった。

　1997年の臓器移植法では、本人が「ドナーカード」によって意思表示をしていた場合に限り、家族の同意を得て臓器摘出のための脳死判定が行われ、移植が行われるという手順が定められていた。現在では2010年に施行された改正法によって、ルールが改定されている。2010年の改正の最も大きな点は、本人の事前の意思表示を必要とせず、家族の同意があれば脳死判定に基づく臓器摘出を可能にした点にある。本人が拒否の意思を明示していない限り、提供に同意していたと見なされることになる。

2010年の改正臓器移植法は、本人の同意がなくても家族の承諾だけで臓器提供のドナーにすることを可能にした。それにより、旧臓器移植法では禁止されていた15歳未満からの臓器提供が可能になった。

　本人の同意という条件が削除されたのは、大きく2つの目的があった。第一に、本人の意思という条件を外すことで、臓器移植の数を増やすという目的である。ドナーカード等で臓器提供に同意している人が一割程度にとどまっていたことは、脳死臓器移植を推進したい立場にとって「臓器不足」の大きな要因として、つまり脳死臓器移植の阻害要因として認識されていたからである。第二に、15歳未満の子供の臓器移植を可能にするためである。本人の同意の有効性は、民法の「遺言能力」の規定によって15歳以上にしか認められていない。本人の同意という条件を外せば、15歳未満、同意能力のない幼児に至るまで臓器提供のドナーにすることが可能になるからである。この法改正により、脳死臓器移植の数は大幅に増加し、現在に至っている。

　日本臓器移植ネットワークが公表している統計によれば、1997年から2010年法改正前までの13年間の総数は86件（1年での平均は10件弱）だったが、改正から2017年7月までの7年で380件（平均47.5件）になっている。ただ、臓器移植先進国の米国ではさらに多い。米国の人口は日本の約2.5倍だが、全米臓器分配ネットワーク（United Network for Organ Sharing：UNOS）が公表している統計によれば、「死者からの臓器提供者」の数は、1988年から30年で19万7193件（年平均で6573件）となっている。死者からの臓器提供者の中には脳死以外も含まれるため単純比較はできないが、心停止後も含めた臓器提供者数でも日本では（2010年からの）年平均は約100件である。

　とはいえ、以下でも見るように、米国の状況が望ましいとは単純には言えない。2010年改正法についても、本人がとくに拒否の意思を明示していない限り、同意していると見なすことが果たして妥当かどうかという問題がある。そもそも、脳死とはどのような状態であり、脳死臓器移植とは何をすることなのかについての知識が十分にない状況で、意思決定を行うことが妥当なのかどうかが問題になるからだ。これはもちろん、家族だけでなく当人の意思決定についても言える。脳死臓器移植のドナー家族やレシピエントからの聞き取り調査を行っている人類学者の山崎吾郎によると、自分の子どもの臓器提供と脳死判

定に同意したことについて、次のように後悔する家族もいる。

「脳死っていうのは、死んでいるけれど生身でしょう？　だから、手術のときは脳死でも動くんですって。動くから麻酔を打つっていうんですよ。そういうことを考えると、そのときは知らなかったんですけども、いまでは脳死からの提供はかわいそうだと思えますね。手術のときに動くから麻酔を打つといわれたら、生きてるんじゃないかと思いますよね。それで、後になってなんてむごいことをしてしまったんだろうと思いました。かわいそうなことをしたなぁ、むごいことをしたなぁと思いました。」

（3）小児の臓器移植と長期脳死

上述したように2010年の日本の法改正の目的の1つは、15歳未満の子どもからの脳死臓器移植を可能にすることだった。2017年7月に至るまでで、15歳未満の子どもからの脳死臓器移植は15件が行われている。

子どもからの脳死臓器移植を推進する理由は、子どもでも臓器移植が必要な患者が存在するからである。2010年までは国内で脳死臓器移植ができなかったため、臓器移植が必要な子どもは諦めるか、脳死臓器移植を受けるために海外に渡航するという手段をとるしかなかった。しかし、国外に移植目的で渡航することを批判する2008年の国際移植学会の「イスタンブール宣言」を経て、2010年には世界保健機関が渡航移植を規制し、「臓器移植の自国内完結」を求める指針を採択するに至った。2010年の法改正の背景にはこうした背景があった。

ただ、小児の臓器移植については、とくに提供者（ドナー）側についていくつかの懸念がある。第一に、臓器提供に同意を与えるのが本人ではないという点に起因する論点がある。小児の臓器提供に同意を与えるのは基本的には保護者（親）である。だが、なぜ保護者に子どもの生死にかかわる決定をする権利があるのか、という基本的な論点がある。また、これに関わって、脳死に至る子どものなかには、虐待などむしろ親の暴力の被害者も含まれている。2010年に施行された現行法では、附則として「虐待を受けた児童が死亡した場合に当該児童から臓器が提供されることのないように」という但し書きが加えられている。ただ、虐待の有無を医療現場で判断することは困難な場合があることが懸念されている。

第二に、とくに発達段階にある子どもに特有の可塑性がある。ここで「可塑性」というのは、脳神経に障害があったとしてもそれを補ったり回復させる機能のことである。さらに、劇的な例としては「長期脳死」または「慢性脳死」と呼ばれる例もある。「長期脳死」とは、脳死判定から心停止までに30日以上を経過した人の状態を指す。旧厚生省の研究班による2000年の報告書では、6歳未満の患者で、無呼吸テスト2回を含む脳死判定を行って脳死と判定された20例のうち、30日以上心臓が動き続けた人が7例、そのうちの4例は100日以降経過したと報告されている。脳死判定を経てもなお、従来、脳死を死と見なす理由とされてきた「有機的統合性説」では説明がつかない人が存在することは、脳死概念そのものの妥当性を問い直すことにもなっている。

2．倫理的問題点

（1）脳死は本当に人の死か

　ここまでの論述でもすでに倫理的問題点については示唆してきたが、以下にあらためてまとめる。

　まず、脳死からの臓器提供を行うためには脳死判定を経る必要があるが、この判定自体に問題が指摘されている。脳死者から臓器を摘出するためには、「脳幹を含む全脳機能」の不可逆的な停止を判定する必要がある。問題は、脳死判定で行われる行為は、患者にとって治療的な効果や利益がないだけでなく、危険性が高いという点である。典型的には「無呼吸テスト」がある。このテストは、呼吸ができない状態の患者の人工呼吸器を10分間止めて自発呼吸が戻るかどうかを確かめるテストである。それは患者にとって何の利益もなく、害の可能性しかない。

　とはいえ、ここで、脳死という状態が本当に死と同じならば、臓器を摘出しても良いのではないか、と思う人もいるかもしれない。だが、脳死とされる状態を新しい死の定義とするために長く使われてきた根拠は、現在では否定されている。

　日本の臓器移植法の一つの前提は、1992年の「脳死臨調最終報告」である。この報告では、「脳死」を「脳幹を含む全脳の不可逆的機能停止」としたうえで、「脳が死んでいる」場合には、「人はもはや個体としての統一性を失い、人

工呼吸器を付けていても多くの場合数日のうちに心停止に至る」とされている。しかし、第一に、「脳幹を含む全脳の不可逆的機能停止」が「個体としての統一性」を失わせるという点については、様々な実例によって疑問が呈されている。また、第二に、脳死状態になった人が数日のうちに心停止に至る、という点についてもそれを覆す事例が報告されている。

　第一点について、たとえば、脳死とされる人が出産することは、海外でも日本でも報告されている。妊娠していた場合には出産に至る人を、個体としての機能を失った死体と見なすことは困難ではないか。また、以前から知られていることだが、脳死と判定された人の身体に臓器摘出のためにメスを入れると、血圧が上昇し心拍が早くなること、また脳死とされる患者が手足を動かすこと（ラザロ徴候）も多く報告されている。これらに脳の機能が本当にまったく関与していないかどうかには疑問が出されている。そして、これらの身体の反応を抑えるために、脳死者から臓器摘出手術を行う際には、実際に麻酔が使用されている。

　第二点について、「数日のうちに心停止に至る」という点は、脳死を新しい死の定義とする立場、「有機的統合性説」にとっても根拠とされてきた。しかし、先述したように、脳死状態で30日以上心臓が止まらない「長期脳死」と呼ばれる状態の患者が存在する。この状態の患者の存在を世界的に有名にしたのは、米国の小児神経内科医、アラン・シューモンである。シューモンは1998年の論文で、約１万2000件の脳死関係の論文等を収集し、心停止までの時間を調査した。その結果、２カ月以上心臓が動き続けた患者が20人、そのうち４人は１年以上、最長で14年間心臓が動き続けている脳死患者が存在することを明らかにした。この人はその後も７年間生き続け、身長も伸び体重も増え、感染症を何度も乗り越え、第二次性徴まで経過した。この患者は脳死状態になってから21年後に亡くなったが、その脳は死後に解剖され、脳幹構造や神経細胞は消失しており、残存部も岩のように石灰化していたと報告されている。様々な機能とともに消化吸収機能、免疫機能その他は正常に機能している人に対して死亡宣告する基準が果たして妥当かどうかが問題になる。

　全脳の機能の完全な消失を判定する困難さとともに、メスを入れられると血圧が上昇し心拍が早くなり、汗も流し、子どもの場合には身長も伸び、怪我や

病気も治る身体を「死体」と見なすことが果たして妥当かどうか、という問題がある。

（2）脳死者からの臓器移植を促進するとはどういうことか

脳死という概念には医学的にも揺らぎが生じてきているし、一般的な感覚からも、体が温かく手術の際に麻酔を使わなければならない人を死んでいるとは認めがたいと思われる。

また、臓器移植についてはドナーだけでなく、臓器を移植される側（レシピエント）にとっての問題もある。臓器移植の最大の正当化根拠は、移植を受けないと助からない患者の存在である。たしかに移植を受けないと助からない患者は存在する。しかし「助かる」ということの意味はよく知られていない。移植を受けた患者は完全に健康になるわけではない。レシピエントは移植後に免疫抑制剤を服用しつづける必要がある。また、若年期に臓器移植を受けた患者は後に再移植が必要になることも多い。さらに、臓器移植を待つ患者数は当人の希望が基準になっているが、移植の医学的な必要性、待機日数と移植後の生存率の関係、また、それらと移植しない場合の生存率の関係など、他にも検討すべき論点は多々ある。

最後に、とくに「脳死」概念の欺瞞性を一貫して指摘してきたシンガーの問題提起を紹介し、米国をはじめとする移植先進国の近年の動向も簡単に見ておこう。

シンガーは、とくにドナーに関する以上のような問題点を踏まえて、脳死概念はそもそも導入の経緯からも「フィクション」であったし、今もそうだと指摘する。もし、厳格に脳の機能の完全な不可逆的停止という定義に沿って脳死判定をすれば、いま「脳死」と判定されている人々のなかで「生きている」とされる人が出てくるだろう。だがシンガーは、脳死判定を厳格にするという方策は採用すべきではないと主張する。彼はその理由を２つ挙げている。第一に、厳格な基準を持ち出すと、財政的にも家族の苦悩という点でもコストが大きくなる。第二に、厳格な判定をする間に患者の臓器は劣化するだろうし、それによって移植ができなくなる。このように述べてシンガーは、脳死概念がフィクションであるにもかかわらず受け入れられてきたのは、実は、私たちは意識があるか否かで、人命の価値を差別化しているからだ、と指摘する。

脳死臓器移植に関わる様々な問題に対してシンガーが提出する答えは、「意識」に注目し、その機能に応じて人命の価値に差をつけることである。シンガーによれば、「脳死」という、その創案者にさえその虚構性が自覚されていた言葉は捨てて、脳の能力に応じて「生命の価値」を差別化することを正面から肯定するべきである。つまり、脳死者が生きていることを率直に認めるべきであり、それでも心臓などの臓器移植を支持するならば、それが合法的な殺人だということを認めるべきである。

　米国では近年、上述したような「脳死」概念自体の問題を認めて、厳格な脳死判定を行わずに、脳死が疑われる患者の人工呼吸器を停止するなどによって意図的に心停止を起こした上で死亡宣告し、数分後に心臓を摘出するという「操作的心停止後臓器提供」が行われている。心停止させた後に、再度、心臓マッサージを行って心臓を再鼓動させてから摘出することもある。もちろんこの場合、心臓を再度動かすのはその人のためではなく、移植のためである。

■ おわりに

　以上、とくに脳死者からの臓器移植の概要と現状、そしてその問題点を概観してきた。

　脳死者からの臓器移植については、「脳死」という言葉の歴史と現状そしてその問題点を含めて、興味をもって調べようとしない限り、あまりよく知られていない。しかしこれらの事実を知ると、脳死臓器移植には多くの問題があることが分かるだろう。脳死者からの臓器移植を支持することは、脳の機能に基づく生命の価値づけを前提とした「合法的な殺人」を認めているに他ならない、というシンガーの指摘に対して、われわれはどのように応えることができるだろうか。

〈問と応答〉

① 人の生死の基準は何であるべきか

　子どもが突然交通事故に遭い、病室に駆けつけた親は、我が子がもはや回復の余地がなく、脳死が疑われる状態に陥っていると告げられた。しかし目の前の子は汗ばんで熱もあり、体を動かすこともあった。寝ているだけで、いつものようにすぐにでも

目を覚ますように思える。そして「脳死」を口にする医者に対して、「でも、汗ばんでいるじゃないですか！　熱があるではないですか！」と訴える。「この子は苦しんでいるんじゃないでしょうか？」という親の問いに対して、医者は、「いえ、機械に物理的に連動して反応しているだけです。カマキリの頭を切り落としてもしばらくは身体が反射で動くのと同じです。自分で動いているわけではないし、意識があるわけでもありません。」と説明した。あなたは、この親の訴えと医者の説明について、どのように考えるだろうか。

[A]　親の気持ちはもちろんよく分かる。しかしやはり、脳の機能が医学的に診断してほとんど停止しているとすれば、意識も消失しているはずである。親の感情は理解できるし尊重すべきだが、同時に、生死については感情論ではなく科学的な根拠が必要である。そう考えると、子どもがほぼ死んでいることを冷静に説明するこの医者の態度は、専門家として正しい。

[B]　この医者の説明は間違っている。たしかに、現在の法や医学的な基準からすれば、医者の説明は正しいのかもしれない。だが、心臓が動いて脈もあり、温かい体を死体だと見なすことはできないだろう。愛する人がまだ温かいのに、そのまま火葬にすることは、この医者も含めて誰にもできないはずである。そうだとすれば、医者は、現在の法律と医学の標準的な考え方の限界を、むしろ思い知るべきである。

[C]　ここで問題になっているのは、「生きている」というための根拠が脳の状態だけなのか身体の状態にもあるのか、という問いである。この問い自体は、医学的に答えが出るような種類の問題ではない。脈もあり汗ばんでいる子を前にして、我が子が生きている証拠を必死に見出そうとする親の態度は感情論で片づけられるものではなく、命に対する態度としても妥当だと言えるだろう。逆に、医者の説明の仕方は、医学が扱える範囲を超えた問題に対する、この医者の理解不足を示している。

② 脳死者からの臓器移植は殺人か

　脳死者からの臓器移植を支持することは、脳の機能に基づく生命の価値づけを前提とした「合法的な殺人」を認めているに等しい。脳死者が死んでいるというための論拠はいまではほぼ否定されている。シンガーによれば、それでも心臓が動いている人からの臓器移植が必要だとすれば、それは意識がはっきりした人を生かすために、意識活動が見られない人を殺害してもよいという立場に立つことに等しい。以上のような指摘に対して、あなたはどのように答えるだろうか。

[A]　その通りである。脳死概念は最初から問題があったが今ではほとんど使い物にならない。だが、人間にとって意識活動や脳の活動が最重要であることは自明であり、

それらの活動が見られないならば、その人の生命の価値は低い。したがって、脳死という疑わしい概念は捨て去り、意識活動が見られない人は、他の人に臓器等を提供してその生命を救ったり健康を回復させることができるならば、殺してもよい。

[B]　その指摘は正しくない。脳死はたしかに脳の機能に基づいて人間の状態を差別化している。だが、当人または家族が「脳死」と判定されることに同意したときに限定されているので、一般的に脳死の人は生命の価値が低いとまでは言っていることにはならないだろう。当人または家族の同意を必須の条件にすれば、シンガーの議論は当てはまらない。

[C]　その通りである。脳死概念の問題についても、それを支持することは合法的な殺人を認めていることになるという指摘についても、シンガーは正しい。だから、脳死判定も、脳死臓器移植もやめるべきである。たしかに移植によって助かる人はいる。だが、ある人の命を救うために他者を殺してもよいとは誰も言わない。そして、脳死臓器移植を支持するということは、ある人の生存等のために別の人を殺してもよいと言っているのだから。

〈参考文献〉

香川知晶『命は誰のものか』ディスカヴァー・トゥエンティワン、2009

倉持武・丸山英二（責任編集）『シリーズ生命倫理学　第3巻　脳死・移植医療』丸善出版、2012

小松美彦『脳死・臓器移植の本当の話』PHP研究所、2004

小松美彦他編『いのちの選択（岩波ブックレット782）』岩波書店、2010

シューモン、アラン「長期にわたる『脳死』——メタ分析と概念的な帰結」小松真理子訳、『科学』78巻8号、2008

シンガー、ピーター『人命の脱神聖化』浅井篤他監訳、晃洋書房、2007

橳島次郎・出河雅彦『移植医療』岩波書店、2014

山崎吾郎『臓器移植の人類学——身体の贈与と情動の経済』世界思想社、2015

第IV部
先端医療

第11章 | 遺伝子医療

大橋 範子

■ はじめに

　近年、生命科学や遺伝医学における目覚ましい発展の結果、ヒト遺伝子やヒトゲノムの解析技術は長足の進歩を見せ、この新たな技術を利用した諸々の研究や医療、さらにはビジネスが広く行われるようになってきた。しかし、このような解析により明らかになる遺伝情報・ゲノム情報は後述する特殊性を有するため、その取扱いや、また、そもそも解析を行うこと自体について、様々な倫理的問題を指摘され、この技術の利用をめぐる多くの議論が巻き起こってきた。

　本章では、遺伝子・ゲノム解析技術の利用に伴う諸問題を、医療を中心に紹介する。

1. 遺伝医学の進歩とその所産

　「遺伝」とは、生物の形質が遺伝子によって、親から子へ、そしてさらに後の世代へと伝えられる現象である。この現象自体は古くから知られていたが、それが科学的に解明されていくのは、1865年にグレゴール・J・メンデルが、のちに「メンデルの法則」と呼ばれる一連の法則を発表してからである。メンデルは、形質の遺伝を担う粒子状の要素の存在により、遺伝現象を説明した。この要素は遺伝学者ウィリアム・ベイトソンによって「遺伝子（gene）」と名付けられた。遺伝子の本体は「DNA（デオキシリボ核酸）」で、これが複製されることで遺伝現象は起こる。その後、1953年にジェームズ・D・ワトソンとフランシス・H・C・クリックが、DNA は二重らせん構造を取ることを発見し、さらに2003年には国際ヒトゲノム計画（Human Genome Project：HGP）の成果として、ヒトゲノムすなわちヒトの持つすべての遺伝情報の精密な解読が完了した。

　「遺伝情報」とは、その生物の形質を規定する設計図とでもいうべき情報

で、遺伝によって次世代に伝わり、DNAの塩基配列で記述される。また遺伝情報の総体が「ゲノム」である（「遺伝情報」はゲノム・遺伝子解析（検査）によって得られるが、解析で得られる情報に加えて、外見からわかる遺伝的特徴や家系調査により判明した疾患の家族歴などを含める場合もある）。

遺伝現象の解明が進んだことは医学にも大きな影響を及ぼした。遺伝性疾患の原因となる遺伝子変異が同定され、発症機序が解き明かされれば、治療法の開発につながる。また、遺伝子検査により、特定の疾患にかかるリスクや体質、薬物応答性（遺伝的要因に基づく薬剤の効果や副作用の出方）などが判明すれば、疾患の予防や、個々の患者に合った薬剤や治療法を選択する個別化医療が可能になる。

しかし、このような恩恵の一方で、遺伝子検査で得られる遺伝情報には「不変性（生涯変化しないこと）」、「予測性（将来、発症する可能性がわかってしまうこと）」、「共有性（血縁者間で遺伝情報の一部を共有していること）」といった特殊性があるため、遺伝情報が明らかになることで、被検者（検査を受けた人）が、将来の発症への不安・恐怖にとらわれたり、就職や結婚において差別を受けたりするという「負」の可能性も生まれる。しかも、こうした影響は、本人だけでなく、その血縁者にも及ぶ。

2．各種の遺伝子検査とその問題点

次に、遺伝情報を得るための遺伝子検査・診断について説明しよう。本章では、ヒトの生殖細胞系列の遺伝子変異・多型（次世代に遺伝する可能性がある、生まれつきの遺伝子変異・多型）および染色体異常に関する検査（ヒト遺伝学的検査）に限定して述べることとする。

（1）単一遺伝子疾患や染色体異常を対象とした検査

単一遺伝子疾患とは、ある単一の遺伝子の変異により発症する疾患で、ハンチントン病（おもに中年期以降に発症する神経変性疾患）や家族性大腸ポリポーシス（大腸に多数のポリープが発生し、放置するとこのポリープからがんが発生する疾患）などがある。染色体異常とは、染色体の数や構造に異常が見られるもので、21トリソミー（精神発達の遅れや多発奇形などを示すダウン症候群の原因となる染色体異常）などがある。

これらを対象とした検査は、次の①～⑤の診断を目的として実施される。

①　確定診断—既に発症している患者の疾患が何であるかを確定させるために行う診断。

②　発症前診断—本人がまだ発症していない段階で、将来の発症可能性を調べるために行う診断。

③　非発症保因者診断—潜性遺伝（劣性遺伝）する疾患の遺伝子変異を有している可能性がある場合（通常、本人は発症しない）にその有無を調べ、将来、子孫がその疾患を発症する可能性を予測するために行う診断。

④　出生前診断—妊娠中に胎児の疾患や障害の可能性等を調べるために行う診断。

⑤　着床前診断—遺伝性疾患や習慣流産の回避等のために行う診断で、体外受精で得られた初期胚を子宮に着床させる前にその一部を取り出し、遺伝子や染色体を調べる。

　これらの診断において実施される遺伝子検査は、その結果として得られる遺伝情報が特殊性を有することなどから、様々な倫理的問題をはらんでくる。そこで、実施の適否を判断する際には、本人の自己決定を大前提としつつ、医学上の利益と、診断の結果が本人および家族・血縁者らに及ぼす影響などを十分に考慮する必要がある。医学上の利益は、被検者が既に発症しているのか、将来発症する可能性があるのか、被検者自身は発症しないが子孫に発症の可能性があるのか、その疾患に予防法や治療法があるのか、検査を受けることが治療や予防に結びつくのかなどから判断される。

　たとえば、①の場合、診断が確定し、臨床症状の似た他疾患と鑑別されることで適切な治療につながれば、既に発症している者にとって医学的利益が大きいと言える。②のように本人がまだ発症していない場合であっても、検査結果を知ることで予防や早期発見が可能になれば、医学的利益があると言ってよい。③の場合、通常本人は発症することがないので、予防や治療の観点からは利益がないと考えられるものの、生殖上の判断には役立つ可能性がある。こういった種々の利益と、検査結果が本人・血縁者らにもたらす心理的不安や社会的不利益などを様々な観点から考量し、慎重に判断を下すのである。

　なお、④や⑤については本章で取り上げないが、これらの診断においては、

検査を受けることに同意する者と、検査の対象となるもの（胎児や胚）が異なる。そして、検査の結果が検査対象である胎児の中絶や胚の廃棄に結びつく。そのため、①〜③とは別の倫理的問題、すなわち「生命の選別」、「障害者差別や優生思想の助長」といった問題が生じてくる。

（2）薬物応答や薬物代謝を調べる検査（薬理遺伝学検査）

薬物応答・薬物代謝には個人差がある。これらの判定を行うことで、その個人に合った治療薬の選択、投与量の調節、重大な副作用の回避等が可能になれば、治療上の大きな利益が認められる。そのため、むしろ積極的に実施すべきであると考えられ、検査で得られた情報も、通常の診療情報と同様に扱うことができるとされている。

（3）多因子疾患を対象とする検査（易罹患性診断）

多因子疾患とは、複数の遺伝的要因のほか、環境要因も発症に関わる疾患のことで、糖尿病、高血圧、がん（がんには単一遺伝子疾患のものもある）など一般的な疾患が多く含まれる。これらの疾患のなりやすさを調べるのが易罹患性診断である。ただ、疾患の発症にはいくつもの遺伝的および環境的要因が複雑に絡むため、診断で得られる結果は、あくまで発症に関わる確率にすぎない。

この検査は民間の業者がビジネスとして実施する例が多く、検査の妥当性に関する科学的根拠が曖昧であるなど様々な問題が指摘されている。

なお、ここに挙げた種々の遺伝子検査に対する規制としては、医療の場で実施されるものを対象とした「医療における遺伝学的検査・診断に関するガイドライン」（日本医学会、2011年）や、研究において実施される遺伝子検査に適用される「人を対象とする生命科学・医学系研究に関する倫理指針」（文部科学省・厚生労働省・経済産業省、2021年）などがある。

3．発症前診断と非発症保因者診断

前節では様々な遺伝子検査とその問題点を概説した。本節では、とくに発症前診断と非発症保因者診断をめぐる問題について考察する。

（1）発症前診断

発症前診断については、そこで明らかになる疾患の性質により、大きく2つのパターンに分けて考えることができる。1つ目はその疾患に予防法や治療法

といった医学的な対処可能性がない場合、2つ目はある場合である。

　前者の場合（ハンチントン病など）には、検査の結果、病的変異が見つかって将来発症することが予測されたとしても、予防に努めることも、早期発見して予後の改善につなげることもできないから、医学的な観点からは検査を受ける利益がないと言えよう。検査を受けたために発症の不安や恐怖に怯えながら人生を送ることになり、絶望のあまり自殺という最悪の帰結にいたることさえある。しかし一方で、医学的な対処可能性はなくても、結婚や生殖など人生設計に関わる問題を考える場面では、自らの発症可能性を知っておきたいという者もいる。

　したがって、理解力・判断力を備えた成人が発症前診断を希望した場合には、適切な遺伝カウンセリングを実施し、本人がその疾患や検査法、陽性の場合に自分自身や血縁者らに起こりうること等を理解しているのか、陽性という結果が出た場合にそれを受けとめることができるのかなどを検討した上で実施することは許容されるだろう。

　後者の場合（家族性大腸ポリポーシスなど）、遺伝子検査で病的遺伝子変異が明らかになれば、予防や早期発見・早期治療によって得られる医学的利益は大きい。もっとも予防のための治療や早期発見のための検査自体の侵襲性が高い場合、そのことが心身に大きな負担を強いてしまうこともある。たとえば家族性大腸ポリポーシスでは、大腸がんが発生する前に予防的大腸切除を行ったり、大腸内視鏡検査という負担の大きな検査を10歳頃から定期的に受けたりしなくてはならない。ただ、本疾患は浸透率（遺伝子変異を有している人のうち、発症する人の割合）がほぼ100％なので、治療を受けるかどうかの決定に際しては、まだ迷いが生じにくいかもしれない。ところが、浸透率がそれほど高くない場合には、予防的な治療を受けてリスクを確実に下げるか、治療は受けずにリスクを抱えたまま経過観察していくかという選択に直面して、新たな苦悩が生まれることもある。たとえば、遺伝性乳がんでは、病的変異があっても実際に乳がんを発生するのは45〜85％程度（BRCA 2遺伝子の場合。ただし、発症の可能性は研究・報告によって異なる）とされるため、それが見つかったとしても予防的乳房切除術に踏みきることまではためらわれ、悩む者も多いと思われる。

（2）非発症保因者診断

　潜性遺伝する疾患の場合、両親から受け継いだ1対の遺伝子の両方に病的変異がなければ通常発症しない（ただし、X連鎖潜性遺伝では、男性は1つの遺伝子変異で発症）ため、本人にその疾患が現れないまま、次世代にはその変異が伝わるということがある。このような形で病的変異を有する者を非発症保因者という。本人は発症することがないため、遺伝子検査で変異を調べることに直接的な医学的利益は認められないが、子孫への遺伝の可能性が明らかになるので、将来の結婚や生殖を考える際の判断材料にはなりうる。また、両親とも健康であるのに、子どもに潜性遺伝する疾患が現れたときには、親がこの検査を受けることで、次子が同じ疾患を持つ可能性がわかる。ただ、それは、結婚や出産を断念する方向の判断につながりやすいと言える。

（3）これらの診断に共通する問題点

　（1）・（2）のいずれの診断においても、そこで得られた結果により、本人だけでなく家族や血縁者が生殖や結婚の問題に悩んだり、就学・就職・保険加入・結婚といったその後の人生に大きく関わる場面で差別を受けたりすることが起こりうる。こうした問題が生じることも踏まえて、適切な遺伝カウンセリングが、検査前および診断結果を伝える際に行われるべきで、そこでは自らの遺伝情報を「知る権利」とともに「知らないでいる権利」も提示されなくてはならない。そして、被検者は、遺伝子検査を受け、その結果を知ることの意味と、知らないままでいることの意味をよく理解し、熟慮した上で自己決定すべきである。

　遺伝子検査・診断に関連するその他の論点としては、未成年者のように同意能力がない者が被検者となる場合の対応が挙げられる。遺伝情報はその特殊性と、その不適切な取扱いが重大な人権の侵害に発展しかねないことなどから、とくに配慮を要する個人情報とされており、遺伝子検査の実施や遺伝情報の取扱いにあたっては本人の自己決定が最大限に尊重されるべきとされる。こうした点に鑑みると、特段の事情がある場合を除き、本人が自律的に判断し決定できる時期になるまでは、たとえ本人が検査を受ける意思を示しても、また親の同意があっても検査は行うべきでないだろう。

4．遺伝子医療を支える遺伝カウンセリング

　こうした様々な遺伝子診断の実施に欠かせないのが遺伝カウンセリングである。

　遺伝カウンセリングとは、遺伝性疾患の患者や家族、あるいは遺伝性疾患の可能性があり不安を抱いて相談に訪れる人（クライアント）に、遺伝や遺伝性疾患についての正しい情報を、彼らが理解できるように提供し、遺伝子診断を受けるかどうかや、どのような治療を受けるかなどを各自の価値観に沿って自律的に意思決定できるように支援するプロセスのことである。こうした情報には医学的な事柄だけでなく、利用できる社会資源に関するものなども含まれる。遺伝カウンセリングは単なる情報提供にとどまらず、患者やクライアントを心理的・社会的に支援していくものであり、その実施者には非指示的な態度が求められることに留意すべきである。

　遺伝カウンセリングは、決して検査の実施を前提とするものではない。そこでは患者・クライアントが「検査を受けないでいること」も「知らないでいる権利」も選択肢として示され、「検査を受けること」や「知る権利」同様に尊重されなくてはならない。また、検査前だけでなく、結果を伝える際、さらに結果を伝えた後であっても、必要に応じて患者・クライアント・家族に対し行われるべきものである。

　遺伝医学は日進月歩の分野であるため、遺伝カウンセリングを担当する者には、その最新の知見に基づく情報が求められるほか、高度なコミュニケーション能力や倫理的・法的・社会的課題（Ethical, Legal and Social Issues：ELSI）への理解が必要となる。遺伝カウンセリングは通常、医師・遺伝カウンセラー・臨床心理士・看護師など多職種から構成されるメンバーにより実施される。

　遺伝子医療において、遺伝カウンセリングは非常に重要な役割を担うため、その質を担保することが求められる。そこで、「臨床遺伝専門医制度」（2002年）や「認定遺伝カウンセラー制度」（2005年）が創設されたが、遺伝子医療・ゲノム医療が飛躍的に進展するなかで、とくに認定遺伝カウンセラーはその需要に追いつかず、人手不足が問題となっている。

5．DTC（direct-to-consumer）遺伝子検査（消費者直販型遺伝子検査）

　DTC 遺伝子検査とは、医療機関を通さず、消費者に直接提供されるもので、インターネットの普及に伴い市場を拡大してきた。医療や研究ではなく、一般消費者向けにビジネスとして行われ、おもに次の①～③について調べることを目的としている。

①　生活習慣病の易罹患性や体質（太りやすさ、アルコール感受性など）

②　潜在能力（運動能力、芸術的才能、知能など）や性格

③　血縁関係の存在（DNA 親子鑑定など）

　近年はこの分野への大手 IT 企業の参入もあり、消費者の関心が大いに高まっているが、これらの遺伝子検査・DNA 親子鑑定を取扱う事業者や検査の質は玉石混交であり、検査の精度、遺伝情報の管理体制、情報の提供体制など様々な面で問題を抱える事業者も含まれる。DTC 遺伝子検査への規制として、「経済産業分野のうち個人遺伝情報を用いた事業分野における個人情報保護ガイドライン」（経済産業省、2017年、最終改正2021年）、業界の自主規制である「個人遺伝情報を取扱う企業が遵守すべき自主基準」（一般社団法人個人遺伝情報取扱協会、2008年、最終改正2019年）、「DNA 鑑定についての指針」（日本 DNA 多型学会、2019年）等があるが、必ずしも遵守されているわけではない。

　ここで、DTC 遺伝子検査において憂慮される問題を具体的に考えてみよう。

　まず、①・②の情報については、科学的根拠の検証が十分でないと言われている。ところが、業者のホームページでは、検査の信頼性・有用性に関して消費者の誤解を招くような誇大な広告も見られるため、検査結果を過信あるいは誤解した消費者の不適切な行動を招く可能性がある。

　一方、③の DNA 親子鑑定では99％以上の正確な判定が可能なため、鑑定結果が父子関係の不存在を決定的にし、家庭の平和や子の福祉を脅かすことがある。上記のガイドライン等では、鑑定の実施について当事者間に異論がないことが求められているが、現実には父子関係に疑いを持つ父が、子やその母に無断で、その子から試料（唾液、口腔粘膜等）を採取し実施する例もある。

　2011年からは非侵襲型出生前 DNA 親子鑑定が実施されるようになった。従来のような絨毛や羊水を採取する侵襲的検査でなく、母および父と想定される者の血液採取だけで検査できるため、今後、安易な利用と、望ましくない結果

が出た場合の人工妊娠中絶の増加が危惧される。

　②や③に関しては、親が未成年の子に、その意思とは関係なく、あるいは無断で受けさせるケースが多いと思われるが、②の検査結果が、親の養育や教育の方針に影響を与えれば、子の開かれた未来を歪めてしまいかねない。③については前述のような深刻な問題がある。いずれにしても子の人権保護の観点から対応を考えていく必要があるだろう。

　またDTC遺伝子検査を提供するのは日本の事業者であっても、実際に解析を行うのは海外の検査機関であることも多く、日本人の遺伝情報の海外流出の問題も指摘されている。

■ おわりに

　ゲノムや遺伝子を解析する技術の飛躍的な向上により、検査の高速化・低価格化が一気に進んだ。2003年にヒトの全ゲノム解読を達成したヒトゲノム計画には13年の歳月と約30億ドルの資金が投じられたが、当時は1人のゲノムを読むのに約1億ドルかかると言われていた。現在は1000ドル以下で可能である。結果として、医療・研究・ビジネスの各分野に、ゲノム・遺伝子解析技術が急速に浸透しつつある。だが同時に、新技術によって得られる遺伝情報をめぐっては、多くの懸念が表明されている。

　たとえば、疾患の発症に関する遺伝情報が明らかになると、被検者やその血縁者、さらにはその配偶者やパートナーまでが様々な苦悩に直面することになる。その中でも差別の問題は重大な人権侵害を引き起こしかねない深刻なものであり、就学・就職・保険加入・結婚等いずれの場面で起きても、本人・家族ともに大きな苦しみを味わうことになる。

　日本では、これまで遺伝差別に関する実態調査がなかったが、2017年6月に厚生労働省研究班による初の調査結果が発表された。それによると自分や家族の遺伝情報を理由に差別的な扱いを受けたと回答した人は3.2%に上る。具体的には、「保険加入を拒否された／保険料を高くされた」「学校や職場でいじめを受けた」「勤務先で異動や降格を命令された」「婚約破棄や離婚に至った」などである。

　こうした差別への危惧から、海外では遺伝差別を禁止する法的規制を設けて

いる国もある。米国では2008年に、雇用および保険（医療保険を対象とし、生命保険や障害保険は含まれない）領域における差別を禁じる「遺伝情報差別禁止法（Genetic Information Nondiscrimination Act：GINA）」が制定された。2017年には、カナダでも「遺伝情報差別禁止法（Genetic Non-Discrimination Act：GNDA）」が成立している。

　一方、日本には遺伝差別を禁じる法的規制がない。今後ますます遺伝子検査の普及が予想される中、法律の制定も視野に入れた広く活発な議論が求められよう。

〈問と応答〉

① 発症前診断

　現在34歳のWは、夫、5歳と2歳の娘に囲まれ平穏に暮らしている。今までこれといった病気にかかったこともなく、健康には自信を持っていたが、最近読んだ雑誌がきっかけで、遺伝性腫瘍のリスクが気になり始めた。雑誌に載っていた、遺伝性腫瘍で闘病生活を送る患者の家族歴が自分と重なったからだ。Wの母は45歳で乳がんを発症して5年後に死亡、母の妹は30代後半に卵巣がんと乳がんを相次いで発症し、42歳で亡くなっていた。それ以来Wは、母や叔母が患ったのは遺伝性のがんで、自分にもそのリスクがあるのではないかと疑うようになっていた。ただ、その雑誌ではがんの発症を防ぐための、乳房や卵巣・卵管の予防的切除についても紹介されており、もしリスクが判明した場合でも打つ手がないわけではなさそうだった。幼い子がおり、しかも叔母が発症した歳に近づきつつあったWは不安になり、発症前診断を受けた。その結果、BRCA1という遺伝子に異常が見つかり、将来約80％という高い確率で乳がんに、約50％の確率で卵巣がんになることが判明した。Wは乳房や卵巣・卵管の予防的切除という侵襲度の高い治療を受けるべきか悩んでいる。（なお、この治療はがんの発症を抑えるのに非常に有効であるが、リスクがゼロになるわけではなく、術後に更年期症状が現れるなどの問題が知られている。また、発症自体を抑えるわけではないが、定期的に検診を受けて早期発見・早期治療に努める方法もある。）

　もしあなたがWの立場だったら、このような発症前診断を受けることについてどう思うか。

[A]　私は、治療や予防の方法があるのに発症前診断を受けないで、助かるチャンスを逃したくない。結果が陽性なら、発症の不安を抱えたまま生きていくより予防的切除を受ける。それで、リスクが完全になくなるわけではないが、効果は明らかだ。幼い

子もいるのだから、できることは何でもしたい。

[B]　発症前診断を受けるかはどうかの判断は非常に難しい。受けないまま不安を抱えて生きていくのはいやだが、受けて陽性とわかればそこから別の苦悩が生まれる。予防のためにできることはしたいが、乳房や卵巣の摘出はあまりにつらい選択だ。それに、何もしなくても発症しない可能性がそれぞれ約20％、50％ある。ある程度リスクを残すやり方だが、定期的に検診を受けつつ経過を見ていくというやり方が自分には合っている。

[C]　検査で陽性と出れば自分は結果を受けとめられない。たしかに、予防的切除は効果的かもしれないが、健康な時点で手術を受けるなど自分には怖くてできない。けれども、検診で早期発見に努めるというやり方も不安が大きい。また、娘たちのリスクも心配になってしまう。こんなに次々と不安が生じてくるなら、最初から診断など受けず、運命に身をゆだねるほうがよい。

②　DTC遺伝子検査

　X・Y夫婦にとって一人息子のZの成長は最大の関心事となっている。ある日、夫X宛に小包が届いた。Xはそこから検査キットを取り出すと、これでZの才能を調べると言い出した。先日テレビで見た、子どもの潜在能力を調べる遺伝子検査が気になり、すぐにインターネットで調べて購入したのだった。Yは「こんな検査で子どもの能力がわかるはずはない」と冷ややかであったが、検査は専用の綿棒で口腔内の粘膜の細胞を採取するだけらしい。とりあえず、Zからサンプルを摂取し、業者に送ってみたところ、一月後に数十ページにわたる詳細なレポートが送られてきた。それを読むと、Zは記憶力や思考力に優れており、また音楽的なセンスにも恵まれているという。早速Xは、まだ4歳になったばかりのZにひらがな練習帳などの幼児用教材や小学生向きの図鑑を買ってきた。当初は「才能検査なんて占いと同じレベル」と否定的だったYも、わが子の検査結果に悪い気はしなかった。歌が上手で、学生時代コーラス部で活躍していたYは、Zの音楽的才能を示す結果に妙に納得してしまったのだ。そして「才能があるなら早期教育を施さなくては」という気持ちに駆り立てられてきた。

　あなたは、親が、まだ自己決定できない子どもにDTC遺伝子検査を受けさせることをどう考えるか。

[A]　親がわが子の能力に関心を持つのは当然だ。病気に関わる深刻な結果が出てくるわけでないし、子どもの同意能力云々といった難しいことを言わずに、親の自由な判断でやればよい。別に遺伝子検査の結果でなくても、有名人やママ友の子育てを見聞きして、すぐに影響される人も多い。

[B]　親はわが子のことになると冷静さを失いがちだ。科学的根拠の曖昧な DTC 遺伝子検査の結果をうのみにして適性を判断し、逆に子どもの可能性をつぶしてしまうかもしれない。自分のことを自らの責任で調べるのは自由だが、子どもには子どもの人生がある。親でも勝手に調べるべきではない。

[C]　才能検査程度なら軽い気持ちで受けてしまいそうだが、扱われるのは遺伝情報だ。今はわかっていないことが将来解読されるようになるかもしれず、業者の情報管理体制も心配だ。医療上必要な場合を除き、自分自身の遺伝子検査もすべきでない。まして、自分以外の者について調べるのは論外だ。法律などで規制していく必要がある。

〈参考文献〉
甲斐克則編『レクチャー生命倫理と法』法律文化社、2010
経塚淳子監修『徹底図解　遺伝のしくみ』新星出版社、2008
玉井真理子・松田純（責任編集）『シリーズ生命倫理学　第11巻　遺伝子と医療』丸善出版、2013
日本医学会『医療における遺伝学的検査・診断に関するガイドライン』2011
　　https://jams.med.or.jp/guideline/genetics-diagnosis.pdf
福嶋義光監修『遺伝医療と倫理・法・社会』メディカルドゥ、2007
　　───監修『遺伝医学やさしい系統講義18講』メディカル・サイエンス・インターナショナル、2013
伏木信次他編『生命倫理と医療倫理　改訂３版』金芳堂、2014
増井徹他編『遺伝子診断の未来と罠』日本評論社、2014

第12章 | 再生医療

岩江　荘介

■ はじめに

　再生医療の分野は、ヒト ES 細胞（胚性幹細胞）やヒト iPS 細胞（人工多能性幹細胞）などの幹細胞研究の治療応用の進展により、一層拡大してきている。

　本章では幹細胞を使った再生医療に着目し、まず再生医療の概要と現状を確認し、次に再生医療分野の倫理的側面について、そのリスクとベネフィットの比較衡量の問題や、幹細胞ツーリズムの問題、さらにヒト ES 細胞の利用における「ヒト胚の道徳的地位」の問題などを取り上げる。

1．再生医療について

　再生医療（regenerative medicine）とは、病気や怪我などによって機能不全になった身体の組織や臓器に、正常な細胞や組織あるいは臓器を移植することで、機能回復や改善を目指す医療のことである。わが国における再生医療分野は「再生医療等の安全性の確保等に関する法律」（2013年）によって規制されている。同法で再生医療等は、細胞加工物を用いて「人の身体の構造・機能の再建や修復または形成」あるいは「人の疾病の治療・予防」を目的とする医療とされている。

　われわれは、再生医療と聞くとどうしても最先端医療という印象を持ってしまう。それは、再生医療と言えば、ヒト ES 細胞やヒト iPS 細胞をはじめとする、幹細胞を使った難病治療を連想するからではないだろうか。

　実は、再生医療はそれほど新しい分野ではない。たとえば1960年代後半には、骨髄移植が白血病患者への治療として実践されていた（当時は、再生医療ではなく骨髄移植治療と呼ばれていた）。その後、再生医療分野が対象とする病気も拡大し、今では美容整形分野においても再生医療を標榜する治療が出てきている。

　まず、幹細胞について簡単に説明しておきたい。われわれ人間の身体は、受精卵から細胞分裂を繰り返し、色々な組織や臓器などに分化してきた結果の集

合体である。そのなかで幹細胞というのは、特定の組織や臓器になる手前の細胞で、多分化能（様々な機能を持った細胞に分化する能力）と自己複製能（その多分化能を維持したまま細胞分裂をする能力）とを持った細胞のことである。

ただし、その多分化能の高さは幹細胞の種類によって幅がある。幹細胞でも、組織幹細胞（成体幹細胞）と呼ばれるものは、特定の組織にのみ分化する能力を持つ幹細胞で、神経幹細胞や骨髄移植で用いられる造血幹細胞などがそれに該当する。一方、ES細胞やiPS細胞は、胎盤と羊膜以外のほぼあらゆる人体組織に分化することができる幹細胞で、「万能細胞」とも呼ばれている。

ただし、万能細胞を使った再生医療の多くはいまだ開発途上で、特に重症度の高い病気や傷害の治療を目的とするものは、大学病院などで臨床研究として慎重かつ計画的に行われている。とはいえ、再生医療分野全体としては、未だ玉石混淆でもある。その先端医療的なイメージを逆手にとって、通常の治療とは「別物」の「魔法の杖」のように宣伝されることがある。医療ビジネスと結びつきやすい面もあるのが、幹細胞を使った再生医療の特徴でもある。

２．再生医療の現状

（１）再生医療はどこまで進んでいるのか

国内でどのような幹細胞を使った再生医療が行われているかについては、日本再生医療学会が開設した「再生医療PORTAL」を参照されたい。また、わが国で再生医療を実施する場合は、「再生医療等の安全性の確保等に関する法律」によって厚生労働省への申請や届出が義務付けられている。たとえば、厚生労働省が運営している「再生医療等の安全性の確保等に関する法律運用支援システム」というサイトの、「再生医療等安全性確保法の施行状況について」では、わが国で実施中の再生医療の数を知ることができる。

再生医療のなかでも組織幹細胞を用いたものは既に多く行われている。たとえば、閉塞性動脈硬化症で足の血管が詰まって歩行障害になった患者に対し、自分の骨髄から採った組織幹細胞を足に注射することで、新しい血管を作り出す治療は、多数の大学病院等で行われている。また、重い心筋症にかかった患者に対し、自分の足の筋肉から採った組織幹細胞を加工した心筋シート（「ハートシート」として2015年9月に国の承認済）を心臓外壁に移植して、心臓が正常に

動くようにする治療が大阪大学で行われている。

　一方、多能性幹細胞を使った事例は少ないが、臨床研究が治験（臨床研究の一種）として少しずつではあるが増加している。国内初の例としては、理化学研究所の発生・再生科学総合研究センター（当時）で2014年に実施された、「加齢黄斑変性」という目の難病の患者に、患者自らの細胞を使ったヒト iPS 細胞から作製された色素上皮細胞を移植した臨床研究がある。また、京都大学では、患者以外の人の細胞を使ったヒト iPS 細胞から作られた神経細胞をパーキンソン病の患者の脳に移植する治験が2018年8月から実施されている。さらに、大阪大学でも、他人の細胞を使ったヒト iPS 細胞から心筋細胞を作製し重症心不全患者に移植する臨床研究が、治験として2020年1月から実施されている。

　一方ヒト ES 細胞を使った再生医療については、わが国では以前まで基礎研究として行われてきたが、患者に投与して病気を治すことを目指した臨床研究は行われてこなかった。しかし、2019年10月、国立成育医療研究センターで、先天性尿素サイクル異常症を患った生後6日の新生児の肝臓に、ヒト ES 細胞から作った肝細胞を移植する治験が行われ、治療成果を上げている。

　幹細胞を使った再生医療が日常診療の中で利用可能となるまでには、治療効果や安全性の面で多くのことが検証され、改善されなければならない。そのような事情から、上記のように「臨床研究」として、計画的かつ科学的に実施されているのである。

（2）再生医療ビジネスとして行われている現状

　現在の医療では、「薬を飲んで治療する」、「病気の原因となっている部分を手術などで取り除く」といったアプローチによる治療が主流とされている。再生医療は、それとは違う「正常な組織や臓器に取り替える」というアプローチを採る。とくに、幹細胞を使った再生医療は、「幹細胞が患者の体内で必要な組織に変化する」ことを狙った治療であるため、そのイメージがつよすぎて「夢の治療方法」と呼ばれることもある。

　ただ、無加工の幹細胞を患者に投与しただけでは、狙いどおりの組織に変化しない。相当緻密に細胞調整をしたり、衛生面の管理を行ったりなどの品質管理が不可欠となる。当然そのための人材・設備・資金が必要になるので、小さな医療機関が自己資金で行うことは困難である。

ところが、実際は診療所規模でも再生医療と称される治療が提供されている。なかには、関連法令で義務付けられている治療計画の事前審査や厚労省への届出を行わず、再生医療（あるいはそう標榜する医療）を行ったとして、12のクリニックが治療停止命令を受けた事例がある（2017年）。そのようなクリニックのウェブサイトでは、治療効果を全面に出した宣伝活動が行われており、治療のメカニズムや有効性についての科学的な説明が簡単に済まされているのである。

　既存の治療方法では治らない難病の患者やその家族にとっては、幹細胞を使った再生医療は救世主として受け取られるかもしれない。一方、上記のような商業主義的な側面を持って実施される幹細胞治療は、患者をビジネスのための手段として扱っているとも見えるのではないだろうか。

3．再生医療に係る倫理的問題

（1）リスクとベネフィットとインフォームド・コンセントの問題

　幹細胞、とくに多能性幹細胞は、ほぼあらゆる人体組織に変化することができるので、手術や投薬では治療困難な骨髄損傷やALS（筋萎縮性側索硬化症）に代表される難病治療に大きな期待が寄せられている。一方で、多くは実験的要素が多いため、副作用などによる健康被害の発生リスクも大きい。ただ、「効果が期待できる」「他に治療手段がない」という理由だけで、幹細胞を使った再生医療の実施を是としていいだろうか。また、患者からインフォームド・コンセントを取って、「本人が納得している」とすれば、あとは自己責任で、ということになるだろうか。

　実験的な要素が強い医療や臨床研究を実施するかしないかは、期待される効果の大小やインフォームド・コンセントの実施だけをもって決められるべきではない。複数の要素を比較しながら詳細に検討しなければならない。そのあたりについては、研究倫理関連のガイドラインや指針などが手がかりを与えてくれる。たとえば、世界医師会が出している「ヘルシンキ宣言：人間を対象とする医学研究の倫理的原則」がある。1967年に初版が出され、2021年時点では2013年のフォルタレザ総会で承認された版が最新のものとなっている。

　同宣言の第16項から18項には「リスク、負担、利益」として、医学研究の実施には、被験者によるリスクの負担が不可避であること、リスクを適正に評価

し最小限にとどめること、さらにリスクを十分に管理すること、といった規範が示されている。

　つまり、どんなに高い治療効果が期待できても、リスクの見積もりが適切に行われ、なおかつコントロール（具体的な症状や指標で状況把握できる）されなければならない。もちろん、すべてのリスクの把握は不可能だが、潜在的リスクがまだまだ多く残されている状態なら、人間を対象に実施する前に、動物実験など前臨床研究で安全性と有効性の検証を十分行うべきであるというのである。

　患者との関係では、「再生医療等の安全性の確保等に関する法律」の中で事前に説明すべき項目が列挙されており（法律第13条および省令第14条）、他の治療法の有無や、それらと再生医療とのリスクや効果面での比較についても、説明が必須とされている。

　他方、再生医療を行う側がリスクの評価や管理をどんなに厳正に行ったとしても、患者側は再生医療に対して期待や希望を過剰に抱いてしまいがちである。それは、重い病気の患者やその家族の場合さらに顕著で、既存の治療にほとんど期待できない現実の中、再生医療の効果に過剰な期待を抱いてしまうのである。

（2）幹細胞ツーリズム

① 幹細胞ツーリズムについて

　再生医療でも幹細胞を使ったものは、動物実験などで科学的に効果や安全性が実証され、なおかつリスクとベネフィットのバランスがとれ、インフォームド・コンセントの適正な手続きによる取得など倫理的問題がクリアされて初めて実施されるべきものである。わが国の場合、2014年11月25日以降は法律や公的なガイドラインによって規制されており、特に開発途上の再生医療の場合、まずは大学病院など人材や設備が整った施設で研究として実施される。

　一方で、わが国のような厳格な規制が敷かれていない国も多くある。幹細胞を利用した再生医療を受けるため、規制の緩い（あるいは治療費が安い）国に渡航して現地の医療機関で受診することを「幹細胞ツーリズム」という。提供されている医療の多くは、科学的根拠が極めて乏しいものが多いが、重篤な疾患を持つ患者たちの中では、多額の費用を支払ってでも渡航するケースが後を絶たない。

幹細胞ツーリズムとされる再生医療の多くは、東南アジアや中南米といった医療関連の規制が緩い国や地域で展開されており、健康被害が既に起こっている。たとえば、タイで造血幹細胞の投与を受けた患者の臓器で幹細胞が増殖し、それが原因と疑われる死亡事故が報道されている（因果関係は不明）。

　臨床研究として真面目に幹細胞治療を行っている研究者にとって、そのような「怪しい」治療による不可解な健康被害が増えると、イメージダウンにつながるだけでなく、社会からの理解や様々な支援も得られなくなり、結果的に研究の進展が遅くなる。そのような事態を危惧して、国際幹細胞学会（International Society for Stem Cell Research）などの関連学会を中心に、「幹細胞治療および臨床応用のガイドライン」（初版2008年、更新版2021年）が提言されている。

② 　論点——健康被害へのケアは自己責任か

　国内で望む治療が受けられないのであれば、同じ治療が提供されている他国に行って受けるという行動に出る患者も出てくる。とくに、通常の治療方法では治癒や改善が望めない難病患者の場合は、藁にもすがる思いで渡航する場合もある。いくらコストがかかっても利用可能な治療であるなら、利用したいというのが難病患者やその家族の思いである。

　しかし、渡航して治療を受けただけで全ての問題が解決するわけではない。渡航治療から帰国した後の継続治療などの問題がある。たとえば、海外で再生医療などの治療や手術を受けて帰国した患者が、母国の医療機関から治療を拒否されたり、拒否されないまでも医療保険を使えなかったりということが起こりうる。再生医療分野と違うが、わが国でも海外で臓器移植を受けた患者の一部でそのようなことが問題となっている。

　たしかに、医師法19条で「診療に従事する医師は、診察治療の求があった場合には、正当な事由がなければ、これを拒んではならない。」と医師の応召義務が定められている。

　そのため、拒否した医療機関の姿勢は非倫理的であり、どのような理由であれ患者が治療を求めて来院した以上、誠実に対応するのが医療機関の義務というものではないのか、という意見があるだろう。

　それでは、医師の側に「正当な事由」に当たりうる事情があればどうだろうか。たとえば、渡航治療を受けた患者の健康被害への対応や帰国後の継続治療

を行うとしても、海外でどのような内容の治療を受け、治療後の経過はどうなのか、といった引き継ぎ情報がなければ、担当医師が適切に対処することは難しい。情報がないなか手探りで診療を行ったために、健康被害がかえって拡大したら、法を誠実に守った医師が賠償責任を問われることになりかねない。

　他方で、この問題を考える上で、医師あるいは医療機関の倫理や義務だけでなく、患者の自己責任も重要ではないか、という意見も考えられる。たとえば、患者は、元々科学的根拠に乏しい治療で十分な効果が見込めないことや、健康被害が起こる可能性があることなどについて、国内の主治医あるいは患者団体から渡航前に情報提供されていたかもしれないのである。それにもかかわらず渡航したのであるから、純粋な被害者というより自業自得と言われても仕方がない部分もあるのでは、という意見である。

（3）ヒト ES 細胞を使用する再生医療──ヒト胚の利用

①　ヒト胚の道徳的地位

　多能性幹細胞を再生医療分野に活用することに、何か固有の倫理的問題があるだろうか。もちろん、臨床研究などを通じて治療効果や安全性などを地道に検証するなど、被験者保護の倫理に最大限の配慮が求められる。しかし、これは臨床研究全般に共通する倫理で、再生医療分野に固有の倫理的問題ではない。

　多能性幹細胞の再生医療分野への活用に固有の倫理問題で最初に挙げられるべきは、やはりヒト胚から作製されるヒト ES 細胞の研究や治療への利用の問題であろう。つまり、ヒト ES 細胞を作製するために、ヒト胚を医学研究目的のために滅失することの倫理性である。具体的には、人間の個体でもなければ、皮膚や臓器などの人体組織でもない、将来人間になりうる可能性を持つヒト胚を、道徳的にあるいは社会としてどう位置づけるかという問題である。

　これは「ヒト胚の道徳的地位」の問題として長年議論されてきた。ヒト胚と人間の個体の間に何ら違いはない、子どもと大人の違いと変わらない、と考える人々は、ヒト ES 細胞の作製自体が非倫理的行為であり絶対禁止を主張する。一方、人間のように物事を考えたりすることがないヒト胚は、皮膚や臓器など人体組織と変わらない、と考える人々は、受精卵の提供者のカップルからインフォームド・コンセントを適正に取得すれば、医学研究に利用すればいい、と主張する。

誰もが納得できる答えは未だに出ていないが、わが国を含めた先進諸国では、様々な意見の間でバランスを取りながらルールが整備されてきた。

② 日本における「ヒト胚の道徳的地位」に関する議論

　ヒトES細胞と「ヒト胚の道徳的地位」に関するわが国のスタンスは、科学技術会議生命倫理委員会ヒト胚研究小委員会「ヒト胚性幹細胞を中心としたヒト胚研究に関する基本的考え方」（2000年）と総合科学技術会議「ヒト胚の取扱いに関する基本的考え方」（2004年）に明記されている。それら文書の中で、ヒト胚は「人間の生命の萌芽」として、人間そのものではないが、他の人体組織とは明らかに異なる「とくに尊重されるべき存在」と位置づけられている。この背景には、有用性が優先されるあまり、「人間の生命の萌芽」であるヒト胚が単なる「モノ」扱いされるような社会になれば、「人間の尊厳」という社会の基本的価値をも粗末にされることになりかねない、という考えがある。そのため、ヒト胚を研究利用する際は、特段の慎重さと尊重を持って取り扱わなければならないとされている。

　その上で、ヒトES細胞の樹立などヒト胚の滅失を伴う研究利用は認めない、ということを原則としつつ、健康や福祉に関する重要な目的の場合なら、一定の条件を満たすことで例外的に認められる、とされた。ここでいう、一定の条件とは、たとえばヒトES細胞の樹立の場合で言うと、ヒト胚を滅失しヒトES細胞を樹立しなければ達成できない医学研究上の目的・意義があること、人への安全性に十分な配慮がなされていること、研究の目的・意義が社会的賛同を十分得られるようなものであること、の3つを指す。そして、研究利用には、それらを全部満たす必要がある。

　また、ヒトES細胞を樹立するために用いるヒト胚は「余剰胚」、つまり不妊治療など生殖補助医療の目的で作製され、その後不要となった受精卵でなければならないとされている。そのため、ヒトES細胞の樹立のために新しく受精卵を作製することは禁止されている。

③ ヒトiPS細胞から配偶子を作製することの問題

　万能細胞であるヒトiPS細胞からヒトの精子や卵子といった配偶子を作り出し、それらを受精させることが可能になれば、ヒトiPS細胞由来のヒト胚を作り出すことも可能である。さらに、女性の身体に戻すことでそれは胎児に成長

する可能性がある。そのような形の生殖医療は認めることができるだろうか。

　また、「ヒト胚の道徳的地位」の問題は、これまでヒトES細胞研究の倫理的問題として議論されてきた。実際、ヒト胚を使用する必要がないヒトiPS細胞が世に出た際は、これで「ヒト胚の道徳的地位」の問題を回避することが可能になった、などの期待が科学者だけでなく一般市民からも寄せられていた。ところが、遺伝性難病の患者由来のヒトiPS細胞から配偶子を作製することが可能となり、それら使ってヒト胚を作製すれば、難病発症のメカニズム解明の研究も大きく進展するかもしれない。しかし、そうなれば、ヒトiPS細胞を使った研究でも、ES細胞と同じように「ヒト胚の道徳的地位」の問題と向き合わなければならなくなる。

　もちろん、ヒトiPS細胞から配偶子を作製するためには、多くの技術的課題が残っている。また、「ヒトiPS細胞又はヒト組織幹細胞からの生殖細胞の作成を行う研究に関する指針」によって、ヒトiPS細胞から作った精子または卵子を用いてヒト胚を作ることは禁止されている。ただ、マウスのiPS細胞を精子と卵子に変えてマウスの子を作ることに、京都大学の研究者が2012年に成功している。今後の政策の動向が注目される。

■ おわりに

　再生医療は、投薬による症状改善や手術による患部切除といった、これまでの治療とは大きく違うアプローチによる医療分野である。そのため、臨床研究を積み重ねる中で安全性と有効性を確立し、多くの人がアクセス可能になってこそ、真に人類の健康福祉に貢献する医療技術となりえるのである。一方で、実用化まで長い年数を要するため、待ちきれない難病患者の一部が幹細胞ツーリズムに走ってしまう現状もある。これは、当事者の自己決定の問題だけではなく、再生医療技術の適正な利用を社会の中でどう推進し、どう実現していくかという問題でもある。

　また、多能性幹細胞の医療応用では、難病克服という社会的意義を大義名分とする一方で、ヒト受精胚の利用あるいは作製といった「ヒト胚の道徳的地位」の問題とも対峙しなければならない。そのため、研究者や患者だけではなく、一般市民も自らの問題として考える必要があることを認識しなければならない。

〈問と応答〉

① 再生医療ツーリズム

再生医療技術が発展すれば、重篤な疾病も克服可能となるかもしれない。それだけに、そういう疾患を持つ患者たちは、一日でも早く自分たちの疾患への応用を心待ちにしている。しかし、実際の治療として利用するまでには効果や安全性などで多くの課題を解決しなければならない。

一方で、大きな希望を抱いた難病患者を対象に、再生医療の提供を標榜する医療機関やクリニックがある。特に、再生医療の実施に関する規制が緩い国で多く見られる。そこで提供される医療は、治療効果や安全性を示す科学的根拠が非常に乏しいのが特徴である。

研究者や医療者のコミュニティは、そのような治療を受けないよう注意しているが、患者の中には、それでも海外渡航して再生医療を受けに行く人がいる。中には、期待した効果を得られないだけでなく、重篤な医療事故に巻き込まれるケースもある。そのような患者が帰国後の継続治療に健康保険を使うことを認めていいだろうか。また、そもそも継続治療の申し出を受けた医療機関は、患者として受け入れるべきだろうか。

[A]　健康保険を使うことは認められない。また、医療機関に受入れる義務もない。すべて患者の自己責任の問題である。自らの意思でそのような治療を選んだのであるから、その結果は自分が引き受けるべきである。そうでなければ、保険料の負担者間で不公平が生じる。また、治療に十分な責任が持てない状態であれば、医療機関は必ずしも患者として受入れる必要はない。

[B]　健康保険を使うことは認められる。また、医療機関には受入れる義務がある。渡航するかしないかは自己の判断かもしれないが、国内で病気の治療を申し出る患者の治療費に健康保険の使用を認めないということにはならない。また、求められる治療の内容が、通常の医療機関で対応可能なものであれば、医師の応招義務から患者として受入れざるをえない。

[C]　健康保険を使うことは認められない。一方で、医療機関には正当な理由がない限り受入れる義務がある。来院の理由が、国内で正式な手続きを経て行われた治療ではないので、保険料の負担者間で不公平が生じる。一方、通常の医療機関で対応可能なものであれば、医師の応招義務から患者として受入れざるをえない。

[D]　健康保険を使うことは認められる。一方で、医療機関には受入れる義務はない。渡航することの是非と、健康保険の使用の可否とは別問題である。その患者が保険料を支払っている以上、その治療費に健康保険の使用を認めるべきである。一方、治療に十分な責任が持てない病状であれば、医療機関は必ずしも患者として受入れる必要はない。

② 多能性幹細胞と生殖医療

> ALS 患者の男性 A さんは、自らの病気を完全に治すことはできないが、自分の子どもを含む将来世代には、同じ病気で苦しんでほしくないと考えている。そこで、A さんは、自らの皮膚から作った iPS 細胞を精子に分化させ、それを使って受精卵を作り、その受精卵に含まれる ALS の病因遺伝子を正常な遺伝子に変えて、ALS には罹患していない受精卵を作製したいと考えている。そのような目的での生殖医療は、社会として正当化できるだろうか。

[A] iPS 細胞から配偶子を作製して生殖医療に使うということが一般的になると、不妊治療を行っている人たちだけでなく、同性愛カップルや子どもが欲しいシングルの人たちも、それにとびつく可能性がある。そのため、難病克服という目的に限定し、生殖医療への応用の安全性が確保されていることを条件に、実施してもかまわないとする。

[B] A さんの崇高な願いを医学研究者は真剣に受け止め、研究の進展に向けて最大限の努力をすべきである。A さん自身が、リスクもベネフィットも理解し、自由意思で同意を与えることを条件に、実施してもかまわないとする。

[C] 禁止すべきだ。確かに、難病克服という社会的意義は大きいが、安全性の問題だけを理由にすれば、やがて難病治療以外の美容整形や通常の生殖医療などの分野にまで拡大することは確実である。また、他の問題として「障害者差別の助長」につながることが懸念される。再生医療よりも症状の大幅改善が見込める新薬の開発を振興すべきだ。

〈参考文献〉

石原理『生殖医療の衝撃』講談社、2016

長船健二『もっとよくわかる！　幹細胞と再生医療』羊土社、2014

――――編『再生医療はどこまで進んだか（別冊医学のあゆみ）』医歯薬出版、2021

京都大学 iPS 細胞研究所編（山中伸弥監修）『iPS 細胞が医療をここまで変える』PHP 研究所、2016

澤井努『ヒト iPS 細胞研究と倫理』京都大学学術出版会、2017

スラック、ジョナサン『幹細胞――ES 細胞・iPS 細胞・再生医療』八代嘉美訳、岩波書店、2016

中内啓光編『幹細胞研究と再生医療』南山堂、2013

中辻憲夫『幹細胞と再生医療』丸善出版、2015

八代嘉美『iPS 細胞――世紀の発見が医療を変える　増補』平凡社、2011

『最新 ES 細胞 iPS 細胞（ニュートン別冊）』ニュートンプレス、2020

第13章 | 生命操作とロボット

霜田　求

■ はじめに

　臨床医療・福祉の現場および生命科学研究における生命ないし人体への操作的介入は、バイオテクノロジー、情報通信技術、機械工学などの急速な進展に伴い、飛躍的に拡大しつつある。本章では、生命の発生段階での生物学的介入と人体への機械工学的介入の問題点を論じる。前者では、生殖医療とそれに関連するバイオテクノロジーを、後者では主にサイボーグおよび人工知能を含めたロボット技術を取り上げる。いずれの場合も、人々の強いニーズが研究開発の原動力となり、欲望充足の拡大、社会的便益の増大、生命や人間存在の科学的解明の進展といった積極面が強調される一方、身体・精神の操作・改造により強められるかもしれない優生思想（「劣悪な生」の排除／「優良な生」の拡大を目指す考え方）や、自然界には存在しない新生命体の創出とそれらに伴うリスクなど、予測不能な未来への不安も表出される。科学・技術の発展がもたらすかもしれない人間観および人間社会の変容、人間文明の不透明な行く末について検討してみよう。

1. 生命操作の類型

　「生命操作」という語は、ここでは「何らかの願望・意図を伴う個体生命の発生段階へのバイオテクノロジーを用いた介入で、選別、改変、作製という手法をとるもの」という意味で用いる。選別と改変には、障害・疾患原因の回避・除去・修正といった「治療」という側面と、特定機能の選出ないし付加・修正による「増強（エンハンスメント）」という側面があり、作製は、特定の目的のために自然界には存在しない生物体（クローン、キメラ、ハイブリッド、病態モデル生物等）を創り出すということを含意する。以下、それぞれについて事例を交えて検討する。

（1）選　別

体外受精・顕微授精における精子・卵子・受精卵・胚の選別、着床前診断による胚選別、出生前診断に基づく選択的人工妊娠中絶が、生命の誕生段階で実施可能な選別である。その基準となるのは、「望ましい質」（優良な身体・精神の能力・機能）か「望ましくない質」（先天異常など劣悪な身体・精神の能力・機能）かであり、前者は希求的選別、後者は排除的選別ということができる。

進化プロセスにおける自然選択への人為的介入（「男女産み分け」を含めて）が生物種としての人のバランスを崩す可能性、「本来であれば個体生命になる前に死滅するものを生存させること」、「生物種としての多様性を支える〈異常〉個体を事前に選択して死滅させること」の是非、「〈授かりもの〉であるいのちを自分たちの都合により要不要の対象と見なす傲慢さ」といった倫理的問題点が指摘される。

（2）改　変

生物の形質を決定する因子であるDNA・染色体・遺伝子に手を加えて、「望ましい質」へと作り変える希求的改変と「望ましくない質」を「正常」へと作り変える修正的改変に分けることができる。「望ましい質」として想定されるのは「高い知能」「容姿端麗」「優良な身体能力」など、「望ましくない質」は「疾患」「障害」「標準（ノーマル）以下」である。

改変の手法として、DNAないし遺伝子組み換えや染色体置換などが試みられてきたが、意図した通りにならない、予測できないことが起こる、といった技術的レベルの低さと要する時間・コストの甚大さなどもあり、ごく限られた範囲内でしか行われてこなかったが、近年急速に普及しつつあるゲノム編集により、一気にその実現可能性が強まった（このトピックについては次節「デザイナーベビー」で詳しく論じる）。

（3）作　製

羊ドリーの誕生（1996年）で話題となった体細胞核移植クローン技術（ドナー個体の体細胞の核DNAを除核卵子に挿入して電気刺激を与え卵分割を開始させ生命個体として発生させる）は、技術的なハードルが高いことや必要性が低いことなどにより、再生医学研究で継続されているものの、人々の注目を集めることはほとんどない。これに対して、キメラ（同一個体の中に遺伝子型の異なる組織が併存

すること）やハイブリッド（異なる種の生物の交配により生まれた生物＝雑種）については、様々な生命科学研究目的で盛んに作製が試みられている。前者の具体例としては、異種移植研究においてブタ受精卵にヒト iPS 細胞が挿入されて作製されるヒトブタ、がんのマーカーなどの研究目的で作製されるクラゲ発光遺伝子挿入ネコなどがあり、後者には、生殖医療や発生学研究における異種の精子・卵子の受精卵作製（ヒト精子とハムスター卵子など）がある。

　自然界には存在しない生物体には、他にも病態モデル生物（統合失調マウスなど）、DNA 情報のプログラミング（タンパク質のコード化）による生命個体の人為的合成（人工生命）もある。

２．デザイナーベビー

（１）生殖細胞系列の増強

　上述の「改変」は、生命のデザイン（設計）という意図、すなわち他の生命個体の質への欲望を伴うものであり、体外受精に用いる精子・卵子あるいはそこで作製された受精卵・胚の操作という形を取るものであり、生まれてくる子の生殖細胞を含む全細胞に作用が及ぶため、次世代にも受け継がれる。精子・卵子・受精卵・胚の時点でゲノムを改変する生殖細胞系列の遺伝子治療により遺伝性疾患の根治を目指すといった修正的操作と、「高い知能」など「より望ましい質」をもった子どもを生み出す増強的操作とに分けられるが、後者は「デザイナーベビー」と呼ばれる。

　主な論点は２つある。１つは、「一代限りの体細胞操作ではなく、次世代に受け継がれる生殖細胞系列操作である」という点であり、個体の枠にとどまらず種としてのヒトの遺伝的組成に影響を与えるという重大性に加えて、意図した改変が必ず実現できるかどうか不確定であり、かつ予想外の結果をもたらしかねないということもあり、慎重さを求める声が強い。「遺伝性疾患に苦しむ人たちに、運命だから諦めるしかない、と宣告するのは残酷であり、わずかでも可能性があるのならチャレンジすべきだ」という推進論もある。もう１つの論点は「治療目的であれば認められるが、増強目的は認めるべきではない、という主張に説得力はあるか」という点であり、これについても、「増強目的は親の度を超えた欲望だ」という慎重論、「美容整形や子育てにおける習い事と

同様だ」という容認論、「テクノロジーによる人類の新たな進化」として推進を訴える見解もある。

しかし、従来からのDNA（遺伝子）組み換えや遺伝子導入・遺伝子ノックアウトなどの改変技術は、精度の低さ、多大な時間とコスト（費用）を要する、汎用性が低い（異なる種への応用不可）という点が大きな障壁となっていた。

（2）ゲノム編集

こうした状況を一変したのが、2012年に発表された「クリスパー・キャス9」という方法で注目を集めたゲノム編集であり、この技術は、従来の遺伝子組み換え技術等に比べて、精度の高さ（ピンポイントで狙ったDNAを切断・修正できる）、要する時間の短さ（数日で結果が分かる）、低コスト、操作手法の簡単さ（分子生物学の基本知識と短期間のトレーニングにより素人でも可能）、汎用性（ヒト・動植物に応用可能）において格段に優れており、画期的なものとされる。

農業・水産業・畜産分野ではすでに実用化が進んでおり、「干ばつに耐性のあるトウモロコシ」「長期間腐らないトマト」などの農産品、筋肉の成長を抑制するミオスタチンの産生関連遺伝子に手を加えて、魚（巨大な真鯛など）や家畜（肉量を増加した肉牛など）が製造されている。医学研究でも、実験用の遺伝子改変動物（特定の機能に関連する遺伝子をオフにするノックアウト・マウスなど）にゲノム編集が用いられ、従来の技術に比べてより正確に速く低コストで可能となる。

人への応用も急速な展開を見せており、具体的には、iPS細胞との組み合わせによる体細胞移植であり、筋細胞の異常により身体機能が衰弱していく難病の筋ジストロフィーの治療が挙げられる。患者の体細胞からiPS細胞を樹立し、その遺伝子異常をゲノム編集の技術により修正した正常な筋細胞を大量に作製し、患者の体内に移植する、というものである。

ここでも従来の改変技術と同様の問題、すなわち体細胞と生殖細胞系列、治療目的と増強目的という論点が浮上してくる。

上記iPS細胞による治療戦略は体細胞レベルであり、他にも血液疾患や神経疾患でも試みられており、今後の成果が期待されるものの、あくまで対症療法に止まり、先天性ないし遺伝性の疾患の場合、根治は難しいとされる。そこで発生段階（精子・卵子・受精卵・胚）で疾患原因遺伝子を切断・修正することが

必要だという主張が強まる。2015年に中国の研究グループが、遺伝性の血液疾患を引き起こす遺伝子の改変をヒト受精卵のゲノム編集により実施したことを論文で発表し、世界に衝撃を与えた。編集された受精卵を子宮に戻せば、それが胎児へと成長しこの世に生まれ出る可能性もあるが、科学的妥当性や安全性が確認されていない現状では多くの研究者はその実施に否定的である。ただ、疾患の発生機序、不妊の原因究明や生殖補助医療の技術的改良など基礎研究に限定して容認されるかどうかについては意見が分かれている。

　現時点で治療目的を超え出て増強目的でゲノム編集を利用する動きは見られないが、体細胞レベル（筋力アップのためのゲノム・ドーピングなど）であれ生殖細胞系列（記憶力や運動能力の高い個体など）であれ、マウスでは技術的には可能な段階に至っており、人への応用をめぐって今後も争点となるであろう。

（3）問題点

　生命の発生段階で「望ましい質」をもつ存在を作製するという目的で操作的介入を行うことについては、様々な問題点が指摘されてきた。その主なものをまとめておこう。

　技術的・生物学的な問題として、生殖細胞系列への操作が次世代に受け継がれる可能性の他に、意図と結果の不一致の可能性が挙げられる。目的として設定された形質（表現型）を得るために、相関関係が判明している遺伝学的組成（DNA、染色体、遺伝子）に手を加えても、意図していない形質発現が引き起こされるかもしれないし、標的とするゲノム配列以外の領域を切断・改変して意図しない変異が起こる（オフターゲット効果）可能性もある。遺伝学的操作がいかなるプロセスで特定の形質発現に至るのか、その際、複数の遺伝子による相互作用がどのくらい起こっているのか、遺伝子と環境要因（胎内環境や母体からの影響を含む）はどのように関係しているのかなど、未解明なまま（おそらく完全に明らかにすることはできない）実施することには慎重さが求められる。個体レベルに止まらず、種としての生物学的リスク（生殖能力や環境適応力の減退など）、特定の操作が多数実施される場合には生態学的観点から遺伝的多様性が損なわれる可能性なども考慮されねばならない。

　倫理的・社会的問題としては、「治療目的を超え出る増強目的を認めるのか」、「生命の手段化・道具化を促進することになるのではないか」といった問

いが提示される。前者については、「治療法のない致死的難病の治療であれば認められるが、〈より○○であることを望む〉という拡張的な実現すなわち増強目的は認めるべきではない」という主張の妥当性が検討対象となる。「知能や運動能力の優秀さや容貌・性格の美麗さといった標準（ノーマル）より高いと見なされる特質の実現に社会的コストを投入するのは許されない、難病・障害に苦しむ人の救済が優先されるべきだ」という批判に対しては、「私的ビジネスによるサービス提供と希望者の自己負担（リスクは自己責任）にすればよい」という正当化論が提出される。また、「心臓や脳の疾患関連遺伝子を操作して疾患リスクを下げる」「免疫力を強化して感染症や病気になりにくい身体にする」「皮膚や骨の若々しさを保持して老化に抗する」といった予防的増強をどのように評価するかという問題もある。

　次に、「生命の手段化・道具化」に関しては、「子を選ぶということ（恣意的介入の拡大可能性）」、「授かりものから製造物へ」、「子が思い通りにならないときの親の失望（虐待可能性にもつながる）」といった論点が指摘されうる。親の恣意的判断による子の質の改変は、子の意向を考慮したものではなく、子は生まれながらにして親の欲望・意図を身体・精神に刻印されており、重大な権利侵害と見なすこともできる。

3．ロボット技術

（1）補助機能・道具としてのロボット技術

　バイオテクノロジーによる生命操作には、発生段階での介入による次世代のデザイン（設計）と自己の身体・精神の改造という両面があるのに対し、機械工学的操作には認知科学・人間工学やコンピュータ科学・情報通信工学との融合により、人間活動の代行・補助・拡張、サービス提供、コミュニケーションという用途が挙げられる。ここでは、とくにコンピュータによる情報処理システムすなわち人工知能（artificial intelligence：AI）を組み込んだ機械システムをロボット技術と称する。

　ロボット技術の分類をまとめておこう。

・産業用ロボット：製造関連作業

・運搬用ロボット：小型無人航空機

・家庭用ロボット：掃除、料理、洗濯
・医療用ロボット：外科手術、検査・診断・処方
・介護ロボット：介護作業
・コミュニケーション・ロボット：娯楽、ペット、性的サービス
・研究用ロボット：認知科学・人間工学の研究目的ヒューマノイド
・軍事用ロボット：ロボット兵器、爆弾・地雷処理
・探査救助ロボット：海底、事故現場、宇宙空間

　以上のような独立システムとしてのロボットに加えて、人体と機械の融合による機能補助システムすなわちサイボーグもロボット技術に含まれる。具体的には、ロボットスーツ（介護者が機能アップのために装着など）、ブレイン・マシーン・インターフェイス（肢体麻痺者の自動車運転など）、視覚・聴覚機能（人工網膜・人工内耳など）、筋電義肢、脳神経機能サポート（ALS患者の脳とコンピュータの接合など）、超小型ICチップの脳埋め込み（外国語運用能力の強化など）などである。

　医療・介護の臨床現場において利用されるロボット技術として、外科手術ロボット（ダヴィンチなど）、脊髄損傷患者サポートの介護ロボット（脳画像情報をコンピュータ処理によりコマンドとしてロボットに送信するシステム）などの独立型がある。いずれも、大量かつ複雑な情報をコンピュータのプログラムおよびデータベースの形で組み込まれた機械工学システムとして、管理制御者である人の指示命令を忠実に実行することが求められ、人ができることを代行する場合と人より高いパフォーマンス（速さ、正確さ、長時間作業、効率性など）で作業遂行する場合がある。また、上記の人工網膜・人工内耳、筋電義肢など脳・AI・機械の接合による種々の補助機能システムは、何らかの機能が欠落した人を補助するための道具という役割を担う。そこで求められるのは、技術としての精度と安全性であり、とくに事故や故障による人への危害の可能性を低減することであり、仮に傷害が発生した場合には製作者・操作者に法的責任が課されることになるだろう。

　しかしこうした補助機能・道具としてのロボット技術は、人間の意図を実現するための手段にとどまるものであり、他の工学技術と質的に異なるものではない。ロボット技術が将来的に目指すのは、他者（人および他のロボット個体）

や環境世界との関わり合いの中で学習した内容を踏まえて既定のプログラムを自己創発（構成）的に更新し、たえず変化する状況に対応することのできる主体としてのロボットである。それは、人およびロボット主体相互での双方向的コミュニケーションの担い手ということができる。

（2）自律型ロボットとコミュニケーション・パートナー

ロボット技術について「自律的」という表現が用いられることがあるが、その場合2つの意味が含まれている。1つは、自律神経というときの自律的（autonomic）で、特定の「意志」が働くことなく、自動調整ないし自己制御システムが作動して部分と全体の有機的調和を図りつつ、機能を遂行するということである。もう1つは、カント（18世紀ドイツの哲学者）的意味での自律的（autonomous）、すなわち「他の何者かによる指示命令で行為する（＝他律的）のではなく、自らの意志によって行為する」というものである。以下では混乱を避けるために、前者は「自己制御型」、後者は「自律型」と呼ぶことにする。

前者があくまで製作者・操作者の意志の範囲内で機能を遂行する（いかに高度化しても道具的でしかない）のに対し、後者の場合はそれ自体が意志（さらに感情や欲望）をもった主体として、双方向的なやり取り、相互理解・意思疎通・相互行為の担い手であるとされる。もちろん、AIの高度化により、人の指示命令がなくてもプログラムの自動更新により、自動的に状況を判断して選択をする、さらには「自己保存」「支配欲拡大」といったメカニズムが働いて人の指示命令に背いて人への「反逆」を起こすというSF的可能性も否定できない（しかしその段階になればそれはすでに「自律型」である）。

ロボットに関わる倫理的問題として提示される、「権利の主体たりうるか」「自由意志や感情の担い手と見なしてよいか」「行為者として道徳的・法的責任の担い手たりうるか」「道徳的配慮の対象と見なしうるか」「人とロボットの双方向的コミュニケーションは可能か」といった論点は、いずれも「自律型ロボット」を想定したものといえる。しかしそうした自律性は、AIと機械工学によって具現化可能だろうか。以下、いくつか検討の論点を提示してみたい。

① 知能、知性

AIによって代行可能な機能（演算処理、メモリ、データプロセッシング、プログラミング、アウトプット）は、「知能」として機械工学的に再現可能であるのに

対して、人間固有の様々なスキル（情報処理、記憶、自己反省、想像力、未知の状況への対応力、他者とのコミュニケーション、社会的・公共的感覚、品性・モラルなど）を「知性」と呼ぶならば、データとして数値化できるのはごく一部であり、ロボットに装備するのは容易ではない。たとえばチェスや将棋などのゲームでAIが人に勝ったとしても、それは「ロボットが人より知能において勝ることがある」、すなわち限定された範囲内で情報処理能力（量・精度・速度）を上回るという事態を示すにすぎない。AI装備ロボットは「知性」の担い手になりうるのだろうか。

② 感覚・感情・欲望

「感覚的反応」（明るさ、痛み、熱さなど）、「感情的反応」（喜怒哀楽など）、「欲望的反応」（食欲、性欲など）は、脳神経ネットワーク（神経伝達物質やホルモンの働きを含めて）のデータ化可能な要素としてプログラムに組み込むことができるかもしれない。そうしたプログラムを備えたロボットは、家族の死の知らせを聞いて悲しい表情をして涙を流すかもしれないが、たんなる刺激−反応図式の枠にとどまらない、人との間の感情交流（たとえば恋愛パートナーとして）は可能だろうか。

③ 自由意志、ふるまい、作業・行動、行為

「人の意志（動機、意欲も含めて）も自然界を貫く原因−結果の必然的関係に服する」のか「何者かによる指示命令や外部の原因によるのではない純粋自発的な意志作用がある」のかという哲学史上有名な論争（「自由意志論争」）がある。前者からすると、人のふるまいは、外的要因のインプットから表出アウトプットに至る因果連鎖のメカニズム（自己参照システムないしフィードバックを伴いつつ）としての「作業・行動」であり、AIプログラム化による機械工学的再現も可能となる。これに対して後者の立場では、自由意志の主体としての人は、理由・根拠−帰結の関係という内面的な自己理解・自己省察を伴う「行為」の担い手として生きることになるが、ロボットにもそうした行為・生は可能だろうか。

④ データ化可能性、偶発性・不確定性

掃除ロボットが特定の範囲内でしか機能を果たしえないのは、偶発的かつ不確定的しかも複雑多様な環境要因を情報として処理する（想定可能性をすべて

データとしてプログラム化する）ことの困難さによる（地震や台風進路の予知と共通）。人のふるまいを支える心身関係や社会関係もまた複雑多様であり、たとえば他者の表情の識別、心身の不調を訴える人の診察、喧嘩の仲裁など、直感・経験・勘（さじ加減）といった、あいまいさ・ゆらぎ・意外性（予期不可能さ）がついてまわる。高度な学習機能（利用者の癖を認識してそれに対応する、毎回反応の仕方を変えるなど）を備えたペット・ロボットであっても、利用者は「飽きてしまう」ことは避けられないのだろうか。

⑤　相互作用、相互行為

　複数者の間での相互的やり取り（interaction）は、双方の関連情報がデータ化されプログラムとして組み込まれつつ行われる場合（＝相互作用）と、上記「自律性」を備え、知性と自由意志の担い手による感情交流を含めた双方向的なコミュニケーションとして行われる場合（＝相互行為）とに区分できる。後者において双方の〈あいだ〉には、多様な心の働きの往還に加えて身体性や社会性という文脈が横たわっており、それらが相互人格的なパートナーシップの成立を支えている。何者か（設計・製作した人）の意図の痕跡が残存しているという意味での「客体性」——自然発生性（natality）の欠如——があるかぎり、人とロボットの間の非対称性を消し去ることはできないのだろうか。

■ おわりに——優生思想と超人思想

　生命操作は、ゲノム編集により特定の機能の増強が技術的に可能になり、障害・疾患の克服から「優良さ」の獲得へと突き進んで行く様相を強めている。さらには、AI装備ロボットの道具的利用や人体との融合による機能増強も可能となりつつある。デザイナーベビーという形でわが子の質の生物学的改良を志向する優生思想——集団としての人類の遺伝的質の改良（劣悪化の阻止）を目指す旧来の優生学から区別するために「新優生学」と呼ばれる——と、サイボーグ化を軸に AI ロボット技術による人体改造を志向する超人思想（transhumanism）が、今後ますます強まるかもしれない。

〈問と応答〉

① ゲノム編集によるデザイナーベビー

> ゲノム編集技術の進展によって特定の機能の増強が可能となりつつある。Ａ国政府は立法措置により、免疫力に関連する遺伝子を操作して、感染症やがんなどになりにくい体質、骨・血管・皮膚などの形成に関与する遺伝子を操作して強靭な身体構造・機能をもった子どもを作ることを親となる者に推奨し、全額公費負担とすることになった。認めてよいだろうか。

[A] 人類の進歩、科学技術の発展、創造的進化のために、ゲノム編集による増強も認めるべきであり、治療や病気のリスクを減らす積極的介入は医療費の削減というメリット、治療法開発や個々の患者の治療目的は人々の健康・幸福増進のため不可欠である。

[B] 頭のよい子や運動能力の優れた子、あるいは容姿端麗の子を作るといった増強目的は度を超えた欲望であり認めるべきではないが、この事例のような場合は、たしかに増強目的ではあるものの、遺伝性疾患の発生回避目的と同様、正当化できる。

[C] 生命の始まりである胚への操作的介入は、予測不能な有害事象を引き起こすことになりかねないし、生まれてきた子のアイデンティティにも重大な悪影響を及ぼす可能性が高いので、治療目的であれ増強目的であれ許されない。

② パートナー・ロボット商品

> サービス・ロボットのベンチャー企業が、シングルの人を対象とするパートナー・ロボットを販売するとの発表を行った。性別、身長・体型から顔や全身の特徴に加えて、性格・気性などパーソナリティについてもユーザーの希望を反映させるオーダーメイド方式で、納品後に好みに応じて交換・改造も受け付ける。あなたはどう考えるだろうか。

[A] あこがれの俳優やアイドルと一緒に暮らす気分が味わえるし、生身の人との関わりの煩わしさから解放される画期的商品であり、大歓迎だ。交換・改造可能ということで好みが変化すればそれに対応してもらえるので飽きることもないし、いつまでも若々しいパートナーと過ごせるのは夢のようだ。

[B] パートナーが自分の思い通りになるという他者支配への欲望であり、これは人間の道徳的堕落といわねばならない。分かり合うことの難しさ、思い通りにいかないことの大切さこそ人を成長させるのであり、そうした機会を奪うのは間違いだ。他者不在の自己完結的人間の増殖というおそるべき事態をもたらすだけであり、こうしたビ

ジネスは禁止されるべきだ。

[C] テクノロジーの進歩によるヴァーチャルな世界の拡大として冷静に受け止めることが必要だ。インターネットやスマホの普及により自分の思い通りになる情報に囲まれて満足する者が、こうした商品を購入しても不思議ではない。コミュニケーションの苦手な人にとってはありがたいものであり、第三者がとやかくいうことはない。

〈参考文献〉

石井哲也『ゲノム編集を問う』岩波書店、2017

河島茂生『未来技術の倫理——人工知能・ロボット・サイボーグ』勁草書房、2020

久木田水生他『ロボットからの倫理学入門』名古屋大学出版会、2017

サンデル、マイケル・J『完全な人間を目指さなくてもよい理由——遺伝子操作とエンハンスメントの倫理』林芳紀他訳、ナカニシヤ出版、2010

島薗進『いのちを"つくって"もいいですか？——生命科学のジレンマを考える哲学講義』NHK出版、2016

霜田求「生命操作の論理と倫理」、『岩波講座 哲学08 生命／環境の哲学』岩波書店、2009

谷口忠大『コミュニケーションするロボットは創れるか——記号創発システムへの構成論的アプローチ』NTT出版、2010

土井利忠他編『身体を持つ知能——脳科学とロボティクスの共進化』丸善出版、2012

松田雄馬『人工知能の哲学——生命から紐解く知能の謎』東海大学出版部、2017

Shimoda, M., "Brain, Mind, Body and Society: Autonomous System in Robotics," *International Journal of Bioethics*, Vol.33, 2013

第14章 | 脳と心・行動

加藤　穣

■ **はじめに**

　脳は生命維持に必要なだけでなく、心の座でもあることに今日多くの人が同意するだろう。現代に至るまで、われわれが持つ脳に関する知識は次第に増大してきた。「心」も「心臓」も heart だが、古代ギリシアの哲学者アリストテレスのように心臓が心の座であると考える現代人は多くないだろうし、同じくアリストテレスのように、脳は冷却を主な目的とする臓器であるとも考えない。また、中世のように統合失調症のような精神の不調に悪魔祓いを試みようとする人も少ないだろう。統合失調症の症状は悪魔が惹き起こしているのではなく脳の不調であることをわれわれは知っている。

　現在、脳に関する知識が増大し、脳に対する介入も可能になりつつある。本章では、このような「脳神経科学（neuroscience）」の進展によって人間や社会のあり方にどのような影響があるか検討したい。

１．脳神経科学の進展とニューロエシックス

（１）心を生み出し、行動を生み出す脳

　人間の脳は複雑であるため、かつては研究の対象とすることに限界があり、その詳細な機能の解明は困難だった。そのような時代には、脳に対する損傷が大きなヒントをもたらした。たとえば、1948年に米国ヴァーモント州での事故により鉄道建設技術者フィニアス・ゲイジは脳に外傷を負うが、それによって性格と行動が変容した。抑制がきかなくなったのだ。

　20世紀に入り、神経細胞単位の研究が可能になるなど、脳に対する研究が急速に可能となった。1929年に人間の脳波が発見され、1980年代から1990年代初頭にかけて PET（ポジトロン断層法）によって脳内の活動が理解されるようになり、1982年に開発された MRI（磁気共鳴画像法）は1990年代後半から広く使われるようになった。こうして脳が心を生み出し、行動を生み出していること

がますます認識されるようになってきた。

　哲学者デカルトは、物質である脳は精神である心と完全に別個のものであると考えたが、脳の活動を離れて心が存在しないという考え方が現代では一般的となっており、脳活動と精神現象や行動の関係の解明とその活用が目指されるようになっている。

（2）ニューロエシックス（neuroethics）

　このような脳神経科学の進展によって顕著になってきた問題領域は、現在、「ニューロエシックス（脳神経倫理）」と呼ばれることがある。ニューロエシックスという用語自体はすでに1973年に現れたが、今日のように使われ始めたのは、ウィリアム・サファイア（ニューヨークタイムズ誌のコラムニスト）のデイナ財団がスポンサーとなった2002年の脳神経倫理学国際会議（Neuroethics：Mapping the Field）以降であるようだ。

　脳神経科学の進展が社会に及ぼす影響や脳神経科学の倫理にかかわる問題を扱う、と説明されることもあるが、哲学者アディーナ・ロスキーズによる「倫理学の脳神経科学」（脳神経科学による倫理学の解明）と「脳神経科学の倫理学」（脳神経科学を研究する際の倫理と社会的影響の検討）という定式化もよく引用される。本章では前者が第2節、後者が第1節の一部と第3節の内容にほぼ対応するだろう。

（3）脳活動の画像化・計測

　脳活動の画像化（イメージング）や計測の発展はどのような影響を持つだろうか。たとえば、植物状態のような意識障害についてより正確な診断が可能になるだろう。また、様々な原因で身体を動かせないが意識は保たれている「閉じ込め症候群」患者との意思の疎通も可能になるだろう。すでに部分的な成功例が報告されている。こうした患者にもたらされる利益は大きい。

　特定の脳神経疾患の早期の、正確な診断も可能になるだろう。認知症について発症前に診断する可能性も最近報告された。ただし、早期の診断から利益を得られる場合もあるが、より早期の診断が常に歓迎されるとは限らない。というのは、治療できないものを診断してしまうことがあるからだ。治療より診断が先行するのは珍しくないが、治療できないのであれば診断されてもメリットがなく、診断によってむしろ精神的な苦痛を与えてしまうという見解に基づい

て倫理的問題があると指摘されることがある。この問題は脳神経に限定されない。

　また、胚や胎児がどの時点から人格と呼べるかという問いにより精確に答えられるようになるだろう。このような問題は日本ではなじみがないが、米国では世論を二分する論点である。さらに、脳神経の萌芽だけでなく、その廃絶についてもより精度の高い測定が可能になるだろう。脳死判定に修正が加えられる可能性もある。

　一方で、懸念もある。脳には局所性がある、すなわち、脳の特定の部位は特定の思考・記憶や運動と対応しているので、脳の活動部位を見ることで、その人が何を考えているか精度は低いながら言い当てることができる。すなわち、脳を直接読むこと（マインド・リーディング）が可能になりつつある。現時点では複雑な思考を把握できるだけの精度はないが、脳活動の画像化が進展すれば、精度は次第に高まり、直接に考えを知ることも可能になるかもしれない。そうなれば、従来、完全に個人の自由であった思考まで監視し規制される可能性が生じている。それが差別や人権侵害につながる可能性もある。

　司法での脳神経科学の利用もしばしば議論されている。たとえば、現代では犯罪者の責任能力を精神科医が鑑定するが、弁護側と検察側で正反対の結論となっていることもあり、客観性に疑問がある。そこで、脳機能の画像化を利用して、より客観的に法的責任能力を測定することの是非が問われている。また、取調べや法廷で嘘発見器として脳の画像化を利用することの是非も議論されている。

　犯罪捜査でも用いられる可能性がある。テロリストの脳から市民の安全に対して重要な情報を得られれば有益と考えられるかもしれない。しかし、犯罪者に対して内心の自由、「究極のプライバシー」は無視してよいのであろうか。

　脳の画像化・計測に基づく行動予測にも問題がある。犯罪の意図や犯罪への傾向性を知ることができるようになった場合に社会はどう対処すべきなのか。アニメ『PSYCHO—PASS　サイコパス』（2012年公開）の世界では、各所に備え付けられた脳活動のモニターが計測した「犯罪係数」が規定値を上回る人々は隔離あるいは殺処分される。そのように、脳活動の監視によって、映画『マイノリティ・リポート』（2002年公開）のように「犯人」を犯行の前に逮捕する

ことが可能になるのかもしれない。

２．脳神経科学による精神活動や倫理の解明

（１）精神活動の解明

　精神的な現象と脳活動との関係が次々と発見されてきた。倫理・道徳、ある
いは伝統的な規範の脳神経的基盤を脳神経科学によって解明しようとする試み
も数多く存在する。そのなかで、たとえば、オキシトシンというホルモンは利
他的なふるまいを促すこと、平等に反する状態は扁桃体を活動させること、他
者が苦しんでいるのを見るとミラーニューロンという神経細胞が反応すること
等が指摘されている。

　哲学者パトリシア・チャーチランドは、普遍的な真理などではなく、個人的
な情動に関わる脳活動が倫理や道徳の基礎にあると考える。しかしながら、彼
女が目指すように倫理や道徳の重要概念が脳機能として解明されたとしたら、
そのあとに何が残るだろうか。哲学者ダニエル・デネットは否定的である。そ
のようなことになれば、われわれが道徳的行為主体として判断力や自由意志を
持ち正しい行為や不正な行為をするということは成り立たないと彼は考える。

（２）自由意志と責任

　脳神経科学の発達以前から、人間に自由意志が（どの程度）あるのかという
問題は哲学で長い間議論されてきた。18世紀に活躍したドイツの哲学者カント
にとって、人間に自由意志があること、すなわち、人間の意志が自然の因果関
係に制限されないことは、人間の精神が叡智界（自然の因果に縛られず、道徳法
則が支配する世界）とつながりを持つことを意味していた。一方、17世紀に活躍
したイギリスの哲学者ホッブズは、徹底した機械論的世界観から、人間には自
由意志がなく、人間の意志や行動は自然現象のように決定論に基づいていると
考えた。このような見方によれば、われわれが「自由意志」であると感じてい
るものは錯覚であるということになる。ホッブズは「他者に妨げられない」と
いう意味での「自由」しか認めなかった。このような「自由」はカントが考え
た「起点」としての「自由」とは異なる。

　この論争に脳神経科学の立場からアプローチした最も知られた研究の１つ
は、生理学者ベンジャミン・リベットによる1970年代の実験であり、脳の特定

部分が活動した後に（たとえば手を動かす）意志が生じ、行為が起こることを示した。もっとも、リベット自身は自由意志を否定せず、意志が生じてから行為までの150ミリ秒の間に拒否する可能性が残されている点に人間の自由意志の存在を見出した。チャーチランドは脳内の意思決定プロセスが複雑すぎて予測できない点に自由意志を基礎付けているが、われわれが用いている「自由」の含意を十分に保持していないように思われる。

　リベットの実験結果をそのまま受け取るなら、人格は自然の因果に縛られずに道徳法則に従えるという、カントのような見解は維持できなくなっているのかもしれない。かつてホッブズが考えたように、人間には自由意志がなく、われわれが自由意志であると感じているものが錯覚にすぎないとしたら、自分が合理的で自由な主体であるというわれわれの素朴な人間観に重大な変更を迫るように思われる。

　脳の活動とその結果としての意思決定が自然法則の内部にとどまるのであれば、責任という概念についてどう考えるべきか、という問題も生じる（人間に自由意志があるとしても、外界からの影響が非常に大きく、それに抵抗する可能性が小さいのであれば、同様の問題が生じる）。ある行為を行うことや行わないことを自由に選択できることが、その人に対して責任を問う基盤になっていることを考慮すると、責任の概念に対しても問い直しが必要となるだろう。また、脳の異常によって犯罪が行われるように、特定の行動に脳神経学的な基盤がある場合、その人に責任はあるのであろうか。

　実際に、犯罪者の脳に異常が見いだされることがある。犯罪を行わないことも可能であったのに自由な選択によって犯罪を行ったのか、それとも、自然現象の因果関係に縛られた脳がその行為を行わせたのであって、選択の余地はなかったのか。心理学者マイケル・ガザニガは「物理の法則に従う自動車が相互作用すると交通が発生するように、人と人が相互作用すると責任が生じる。個人の責任とは、集団にかかわる概念である。」と述べ、責任概念が無意味になるとは考えない。しかしながら、合理的で自由な主体であるという人間観に基づく現行の刑法の責任や刑罰についての理解は再考が必要だろう。

　また、脳に異常があることは、罪とそれに対応する罰を重くするのだろうか、それとも軽減するのだろうか。知的障害者は責任能力が低いと考えられる

から刑罰は軽くなると考えるのが一般的だ（2011年に姉を刺殺した被告人に対する大阪地裁一審判決では、被告人は発達障害のため十分に反省の態度を示せず、社会の受け皿がないので再犯の恐れが高いとして求刑より重い判決が出されたことがある）。

（3）倫理理論の解明

脳神経科学を用いた倫理理論の研究も試みられている。よく知られているものは、哲学者で心理学者のジョシュア・グリーンによる「トロリー（トロッコ）問題」の研究である。トロリー問題自体は哲学者フィリッパ・フットによる思考実験だが、概要は次のとおりである。

① トロリーが線路上で働く5人に向かって走っており、このまま進むと彼らを死なせてしまう。ブレーキは壊れているが、方向を切り替えて側線に入ることはできる。側線上では1人が働いている。5人を死なせるか、1人を死なせるかという選択を迫られると、多くの人は犠牲者が1人の方がましだと考えて側線に入ることを選ぶ。

② ここで、状況設定を少し変化させて、あなたは線路の上に架かる橋の上で見知らぬ人の横に立ち、トロリーが作業中の5人の方に向かって行くのを見ているとする。痩せているあなたが飛び込んでもトロリーを止められないが、隣の太った人を線路上へ突き落とせばトロリーを止められる。しかし、この状況で、犠牲者が1人の方がましだと考えて隣の人を突き落とすことを選ぶ人は少ない。

犠牲者の数を考えると、この2つの状況での多くの人々の倫理的判断は一貫していない。この一貫性のなさは、①では、被害者の数を減らすという功利主義的な（結果の良し悪しに基づいて考える）判断がなされているが、②では、自らの手で他者に危害を加えるべきでないという義務論的な（すべきことをすること、すべきでないことをしないことを重視する）判断がなされたためだとしばしば説明される。グリーンの実験は、fMRI（機能的磁気共鳴画像法）を用いて、倫理的な判断を下す際の脳活動を画像化した。その結果、異なる判断は異なる領域の神経細胞の活動と関連することが判明した。自分の行動が他者に対する直接的な危害につながるとき（②）には特有の脳活動のパターンが観察された。

脳神経科学が精神活動を解明したとしても、それが直接倫理的判断につなが

るわけではないが、ここから何が言えるだろうか。人間が生存し続けることに
このような（生物学的な）脳活動が寄与したという考察から、倫理を社会生物
学によって説明しようとする（「倫理は進化の過程で生存に役立った」と考える）者
もいるかもしれない。ただし、人間にとってあることが自然（生得）だから、
あるいは不自然だから、といった理由で判断することは必ずしも適切でない
（自然界には暴力があふれているし、人間社会で賞賛されるものは不自然なものが多
い）。他方、他者が苦しんでいるのを見ると反応して活動する神経（ミラー
ニューロン）の活動のためにトロリー問題で一貫して功利主義的な判断ができ
なくなっているので、功利主義的な判断を一貫して行うべきだと主張する者も
いる。そう考えるなら、このようなミラーニューロンの活動の解明は人間の克
服すべき課題を明らかにしたということになるかもしれない。

　遅かれ早かれ、脳神経科学の成果と矛盾しない形に倫理の各理論や概念を整
備する必要がありそうだ。

3．脳神経への介入とニューロ・エンハンスメント

（1）脳に対する介入とその特殊性

　スペイン出身の医師・医学者ホセ・デルガードが突進する牛を脳に接続した
スイッチで止めたのは1964年に遡る。脳活動の解明が進展すれば、脳に介入す
る可能性も高まる。これには、他の科学技術分野の発展も重要である。たとえ
ば、ナノテクノロジー（ナノメートルのスケールで物質をコントロールする技術。1
ナノメートルは1メートルの10億分の1）が進展すれば、脳神経にデバイスを接続
する精度も向上する。

　脳に対する治療的介入は試みられ続けてきた。現代でも難治性てんかん治療
における脳梁等の切断は行われているが、この外科的措置は1886年に成功した
ものである。ロボトミー手術によってポルトガルの医師・医学者アントニオ・
エガス・モニスがノーベル医学・生理学賞を受賞したのは1949年である。ロボ
トミー手術は行動を抑制するのに顕著な効果を示したが、自発性をも破壊した
ので、薬剤による抑制（化学的抑制）に次第に取って代わられた。

　現代に至って、脳神経への介入は多彩になってきた。侵襲の度合いは様々で
ある。例としては、深部脳刺激療法（DBS）、経頭蓋直流電気刺激法（tDCS）、

てんかんやうつ病の治療に用いられる「脳のペースメーカー」と呼ばれる迷走神経刺激装置（VNS）といったものがある。侵襲性が低いものは頭蓋骨を介するので感度が下がってしまうのが普通だが、低い侵襲性で感度を上げる努力が行われている。

　人体の様々な部位に対して介入が行われ、たとえばプロテーゼ（補綴）も広く実用されているが、脳に対する介入は身体の他の部位に対する介入と比べて特殊なのだろうか。

　一つには、他の臓器とは異なり、人間の精神や心については副作用を客観的に測定することが困難であることが指摘される。また、人間に対する何らかの介入、とくにそれが脳に対する場合は人間の尊厳を傷つける可能性があるように思われる。さらに、脳への介入は、その介入に同意した主体を変化させてしまう可能性がある。

（2）エンハンスメントとニューロ・エンハンスメント

　現在用いられているこれらの介入方法には、治療的介入だけでなく、治療目的を超えて機能や能力を増強するための介入に利用可能なものがある。脳に限らず、治療を超えて能力や機能を増強することは「エンハンスメント」と呼ばれる。脳についてもエンハンスメントの可能性があり、ニューロ・エンハンスメントと呼ばれることがある。

　治療とエンハンスメントは容易に区別できるという主張もあるが、実際には、特定の酵素や機能や形態の欠損のようなものでなければ、何が治療を要するかは社会が決めている面がある。典型例としてしばしば言及されるのは低身長症だが、平均より「一定以上」身長が低いというのが診断基準である。

　脳神経に対するエンハンスメントの手法としては、電気刺激、薬物、遺伝子操作、BMI（ブレイン・マシーン・インターフェース。現在使われている例として人工内耳がある）といったものがあるが、現時点で大きな問題となっているのは薬物である。スポーツにおけるドーピングも薬物によるエンハンスメントの例と言えるが、脳についてもドーピングが考えられる。

　知的能力を高める薬物は一般にスマートドラッグと呼ばれており、フルオキセチン（商品名：プロザック）、メチルフェニデート（商品名：リタリン、コンサータ）、モダフィニル（商品名：プロビジル、モディオダール）といったものが知ら

れている。いずれも本来は別の病気の薬である。リタリンはナルコレプシー（日中に強烈な眠気に襲われて眠り込んでしまう睡眠障害）の治療に用いられていたが、米国などでは学生の間で濫用が問題になっているようだ。メチルフェニデートは副作用や薬物依存のために日本では向精神薬として規制されるようになったが、その後もインターネット上で違法に取引されて問題となっている。

　カフェインにも認知機能を高める効果があるという報告がある。現在でもカフェインを受けつけない体質の人は不利な状況にあることにもなるが、コーヒーを飲むのは許容されるから、スマートドラッグを用いることも許容されると言えるだろうか。無論、現時点では副作用の懸念があるが、将来、副作用が抑えられたスマートドラッグが登場するようになったら許容されるのだろうか。

（3）AI の利用と BMI

　脳神経科学の成果は高度な人工知能（AI）の開発に応用されており、たとえば、深層学習（ディープラーニング）により、これまで人工知能に不可能だった多様なタスクが可能になった。このような AI の発展が人間に脳のエンハンスメントを強いるという懸念が存在する。

　AI の高度化が進み、機械が得意とする単純な繰り返し作業のみならず、クリエイティブな仕事さえも人工知能に奪われるという予測がある。起業家のイーロン・マスクは AI が人類にもたらす影響に重大な懸念を表明しているが、彼は AI に仕事を奪われないためには脳を強化する必要があると考え、4年後の BMI 実現を目標に Neuralink という企業を2017年に設立した。

　BMI のような人間のサイボーグ化は次第にありふれたものになりつつある。たとえば、植込み型心臓ペースメーカーの利用者は日本国内に数十万人存在するという。2019年に、イギリスのロボット科学者ピーター・スコット＝モーガンは、進行性の難病を克服するために手術を受けてサイボーグになったことを公表した。脳神経に接続するサイボーグとしても、人工内耳は一般的なものだ。これ以外に、イギリス出身の前衛芸術家ニール・ハービソンは、先天的に欠けている色覚を補うために、頭部に突き刺さったアンテナによって色を「聴く」ことができる。脳に対するこのような介入は今後拡大するだろう。実際、Google 所属の発明家レイ・カーツワイルは、映画『トランセンデンス』（2014年公開）のように、2045年までに人間の精神をコンピュータにアップロードす

ることを目指している（一般に「精神転送」と呼ばれる）。脳をインターネットに接続することを目指す科学者もいる。脳への介入がここまで進むとさらに様々なことが可能となる。映画『マトリックス』（1999年公開）のように、ヘリコプターの操縦技能や武術はダウンロードする対象となるのかもしれない。

（4）ニューロ・エンハンスメントは許容されるか？

　一般に、エンハンスメントは許容されるのだろうか。ニューロ・エンハンスメントはどうだろうか。

　個人の自由な選択を重視する立場を採るなら、エンハンスメントの利用も個人の自由にゆだねられるべきと論じるかもしれない。彼らは他者危害原則に従って、エンハンスメントは誰にも直接的な危害を加えていないと正当化するかもしれない。が、ニューロ・エンハンスメントを選択する人が増えれば増えるほど、脳を増強していない人は、標準以下の、生産性が低い人間となり、窮乏を強いられる時代が来るかもしれない（1997年公開の映画『ガタカ』において、遺伝子改変によらず自然に生まれた人間が新たな貧困層を形成し犯罪者予備軍としての扱いを受けるように）。裏を返せば、自己決定によってエンハンスメントを選択したと思っていても、それは真の意味で自己決定なのだろうか。もしかしたら、そのような決定をしなければ不利益を被るという圧力のために強いられた決定なのではないだろうか。

　一方で、エンハンスメントのリスクやコストを指摘する否定的な立場があるだろう。とりわけ、それが脳神経への介入であればなおさらである。しかし、技術の初期にリスクが懸念されたとしても、将来的には技術はより洗練され、リスクやコストは低減する。また、エンハンスメントが社会的不平等・格差を拡大させるという議論もある。その介入に経済的なコストがかかり、誰でも利用可能でないのであれば、その介入を利用できない立場の人は相対的に不利な立場に置かれてしまう。だが、これについても、技術の発展とともに利用の際のコストが下がり、いずれ多くの人が利用可能になるという見方もある。誰もが利用可能になったあかつきにはもはや反対する必要がないのだろうか。

　加えて、これは生産性が医療化（医療の問題であると見なされるようになること）される一例でもある。つまり、生産性が不十分であるのは医療による介入を十分に受けていないためだとされるようになる。そうなれば、エンハンスメ

ントは努力や陶冶のような美徳や功績といった価値観を破壊するという立場の議論が説得力を持ちそうだ。共同体で育まれる価値観を重視するマイケル・サンデル（『白熱教室』で知られる哲学者）のような立場であれば、（彼が遺伝子改変によるエンハンスメントについて主張したように）望まないものに対する寛大さや贈られるものとしての生への祝福を破壊してしまうと論じるかもしれない。しかし、スポーツでのエンハンスメントなどと異なり、ニューロ・エンハンスメントがもたらす利益は人類に広く共有されうる。たとえば、高度の知性であれば環境問題解決の糸口を見いだせるかもしれないので、個人が称賛に値するか否かという問題にとどまらない。

　一部の個人がエンハンスメントを行うという考え方を超えて、人類の改良を目指すトランスヒューマニズムという考え方も存在する。自然の状態では緩慢にしか起こらない進化を人工的に達成しようとする考え方である。このような構想に対してどのような態度を取るべきか、いずれ社会や個人は決断を迫られるだろう。

■ おわりに

　脳神経科学の発展がもたらす可能性がある問題を見てきたが、現状では多くの問いが存在するが確かな答えが欠けている。とくに脳研究を対象にした指針や法律の類も今のところ存在しない。しかし、その重大性を考慮すると、問題を人々が認識していることが重要なはずだ。倫理は個人が抱く見解にとどまらず、多くの人々に共有される社会規範である。だからこそ、われわれが脳神経科学の発展について適切に情報を得て注視していく必要がある。

〈問と応答〉

① 潜在的な犯罪者？

　脳をスキャンすることで犯罪者になりそうな人を見つけ出し、彼らに「道徳ピル」（道徳的な行動をとらせる薬。ここでピルとは錠剤のこと）を飲ませることは正当化されるだろうか。懲役のような刑罰を科すことや GPS を取り付けることと比べてどうだろうか。

[A] 脳の活動を勝手に調べることはプライバシーの侵害になるからそもそも許されない。薬物の服用を強制することも、その人の権利を侵害することになる。よって「道徳ピル」は正当化できない。

[B] 犯罪を未然に防ぐことができるので、犯罪の被害者になる可能性があった人、社会全体にとって利益がある。（とくに「道徳ピル」の副作用が許容範囲内であれば）本人も犯罪を行って刑罰を受ける事態やGPSによるプライバシー侵害を回避できるので、本人にも利益がある。よって「道徳ピル」は正当化される。

[C] 犯罪を思いとどまらせることは、教育や社会的啓発といった別の手段でも達成可能だから、潜在的犯罪者とされる人たちの権利を侵害するようなことはすべきでない。

② **脳腫瘍による性犯罪**（米国ヴァージニア州での事例に基づく）

> ある人が性犯罪で逮捕された。この人の脳に見つかった脳腫瘍を切除したところ異常な性衝動が消えた。数年後、異常な性衝動が戻ってきて検査を受けたところ、同じ部位に脳腫瘍ができていた。この人に対して通常のように刑罰を科すべきだろうか。

[A] 脳腫瘍が性衝動の器質的基盤になっているということは、自由な選択によって犯罪を行ったのではないのだから、責められるべきは脳腫瘍であって、この人の責任を問うことはできない。必要なのは刑罰ではなく治療である。

[B] 司法制度の最も重要な目的は、社会の秩序を維持することである。そのような目的のためにはこの人に脳腫瘍がないことを定期的に確認できれば十分で、刑罰という彼の人権を抑圧する手段を用いる必要はない。

[C] 脳腫瘍はこの人の犯罪に大きく関係しているかもしれないが、それだけが犯罪の原因であると言い切れない。われわれはこのような器質的な異常をも乗り越える精神の自由を持つのだから、他の事例と同様に刑罰を科すべきだ。

[D] 脳神経科学が明らかにしているところでは、われわれの性格や行動には遺伝的・生理的な基盤があるだろう。それでも個人は自分の行動に対して責任があるという考えを私たちは受け入れ、そのような考えに基づいて司法制度を運用してきた。この事例では偶然わかりやすい腫瘍が見つかっただけだ。ここでも他の事例と同様に刑罰を科すべきだ。

〈参考文献〉
　イレス、ジュディ編『脳神経倫理学——理論・実践・政策上の諸問題』田口周平他訳、篠原出版新社、2008
　ガザニガ、マイケル・S『脳のなかの倫理——脳倫理学序説』梶山あゆみ訳、紀伊國屋書店、2006

サンデル、マイケル・J『完全な人間を目指さなくてもよい理由——遺伝子操作とエンハンスメントの倫理』林芳紀他訳、ナカニシヤ出版、2010

ダマシオ、アントニオ・R『デカルトの誤り——情動、理性、人間の脳』田中三彦訳、筑摩書房、2010

信原幸弘・原塑編『脳神経倫理学の展望』勁草書房、2008

美馬達哉『脳のエシックス——脳神経倫理学入門』人文書院、2010

モレノ、ジョナサン・D『マインド・ウォーズ——操作される脳』西尾香苗訳、アスキー・メディアワークス、2008

第Ⅴ部

医療と社会

遠矢　和希

■ はじめに

　研究対象者からの適切な同意取得の必要性などの研究倫理の問題や、ねつ造、改ざん、盗用（fabrication, falsification, plagiarism：FFP）などの研究発表の質に関わる研究公正の問題は、大学などの研究機関だけではなく、社会・企業活動の課題にもつながる。

　この章では研究倫理の歴史を概観し、研究対象者と社会への責任の観点から研究倫理と研究公正について述べる。

1．海外の指針の歴史

　ユダヤ人等を対象として過酷な人体実験を行ったナチスドイツの医学研究者を裁く基準となったニュルンベルク綱領には不備があった。それは、①非治療的実験が対象で患者を研究対象とする臨床研究を想定していない、②同意能力のない認知症等患者や小児患者を研究対象にすることを想定していない、③複雑な研究計画に対応していない、の3点であった。①〜③をクリアする、実際の医学研究に対応できる倫理指針が必要とされ、1964年に世界医師会でヘルシンキ宣言が採択された。同宣言は、医学研究の進歩やトレンドに合わせて改訂・修正が重ねられ、各国の医学研究に関わる法制度や指針に影響を与えている（**図表15-1**）。

　一方、米国では、ウィローブルック事件（1950年代）、ユダヤ人慢性病院事件（1960年代）、タスキギー梅毒研究事件（1932〜72年）等の研究倫理スキャンダルが発覚し、1974年に各研究機関に倫理審査を義務づける「国家研究法」の成立に至った。この法律に基づき、研究を倫理的に行うにはどうしたらよいか、「生物医学・行動学研究の被験者保護のための米国委員会」が検討した結果がベルモント・レポート（1979年）である。ベルモント・レポートの大きな特徴の1つは「患者本人のために行う」診療と「将来の患者のために行う」研究を

図表15-1　ヘルシンキ宣言改訂・修正内容

年	回　次	開催地	修正・内容
1964	第18回 WMA 総会	ヘルシンキ（フィンランド）	対象は医師のみ、介入研究のみ
1975	第29回 WMA 総会	東京（日本）	IC 強化、倫理審査導入
1983	第35回 WMA 総会	ベニス（イタリア）	小児からの同意取得
1989	第41回 WMA 総会	九龍（香港）	倫理審査に関する記述の明確化
1996	第48回 WMA 総会	サマーセットウェスト（南アフリカ共和国）	プラセボ使用条件
2000	第52回 WMA 総会	エジンバラ（イギリス）	医師以外の研究者、観察研究も対象に
2002	第53回 WMA 総会	ワシントン（米国）	プラセボ使用条件明確化
2004	第55回 WMA 総会	東京（日本）	研究終了後の医療
2008	第59回 WMA 総会	ソウル（韓国）	発表倫理を強化
2013	第64回 WMA 総会	フォルタレザ（ブラジル）	バイオバンク同意、研究結果の通知取り決め

（出所）　笹栗俊之「倫理原則と指針」（笹栗他編、29、2012）等より

＊　WMA＝世界医師会（World Medical Association）

定義・区別した点であり、もう1つは研究対象者保護のための研究倫理の原則を以下の3つにまとめた点である。

①　人格尊重（respect for persons）：具体的には、インフォームド・コンセント（informed consent：IC）手続きの厳格化であり、研究対象者の IC 取得手順（プロセス）の三要素「説明・理解・自発性」につながっている。

②　善行（beneficence）：具体的には、患者を研究対象者にする上での適切なリスク・ベネフィット評価の必要性であり、研究対象者の利益が不利益を上回らなければならないとする。

③　正義（justice）：研究対象者選定の公正さ（fairness）に関する検討につながる。これら三原則が生命倫理学の礎の1つとなった。

2．日本の法と指針

（1）日本の研究倫理の歴史

日本では戦時中に731部隊による多数の人体実験や九大生体解剖事件などが

あったが、医学者たちのほとんどは実験で得たデータを米国に引き渡すことで罪を問われず、研究対象者保護や研究倫理に関する議論は行われなかった。戦後、名古屋市乳児院大腸菌感染実験（1952年）、キセナラミン事件（1963年）、札幌ロボトミー事件（1973年）などがあり、研究対象者等から同意を得ないままリスクや危害を伴う人体実験が行われてきたが、表沙汰になったものはその一部であると考えられる。IC の概念が欧米から日本に導入されたのは1980年代であるが、診療行為上の IC に主眼が置かれ、より自己決定権を尊重すべき医学研究についての検討は遅れた。また日本初の医学部倫理委員会（徳島大学・1982年）開催の目的が体外受精の臨床実施を検討することであったように、1990年代中頃までの日本の大学の倫理委員会の役割は、研究計画の審査というより、先端医療技術（臓器移植など）の臨床実施可否などを検討することであった。

　日本における研究倫理はむしろ、製薬企業が新薬を欧米に輸出するために必要な手続きとして導入された。新しく開発された医薬品や医療機器等の安全性と有効性に関するデータを収集し、「医薬品、医療機器等の品質、有効性及び安全性の確保等に関する法律」（2014年「薬事法」から改正）における承認申請を行うことを目的とする臨床試験を「治験」という。1990年代、国際的な医薬品開発競争上、「倫理的に適正な手続きの治験を経たこと」を証明・担保することがより重要になり、1996年に日米 EU 医薬品規制調和国際会議（ICH）において ICH-GCP（Good Clinical Practice：GCP）が作成された。これに基づき、1997年に厚生労働省省令として「医薬品の臨床試験の実施の基準に関する省令」（GCP 省令）が制定され、治験データは法的拘束力のある GCP 省令に従って収集することが義務化された。

　一方、治験以外では、「遺伝子治療臨床研究に関する指針」（1994年）等により、遺伝子治療臨床研究に関しては実施施設に審査委員会が置かれることが要件になったが、その他の多くのヒト試料や遺伝子解析を含む臨床研究についてはとくに規制やルールがないままであった。

（2）2000年代以降の日本の指針と法

　2000年前後にいくつかの無断遺伝子解析研究（国立循環器病センター事件、久山町事件等）や、IC なしの臨床研究（金沢大学医学部附属病院無断臨床試験等）が

明るみに出たことで、研究倫理に関する国の指針の検討が行われ始めた。しかし、事件や医学研究の進展が話題になるたびに関係各省で場当たり的に検討された結果、遺伝子・ヒトゲノム、クローン、ヒトES細胞などの研究にそれぞれ指針や法律ができ、実際の研究現場で運用するには非合理的で整合性のない「指針の乱立」と言われる状況が生まれた。

　一方で国際学会などでは、「人（試料）を使って行う意味がある、倫理的に妥当な研究であるか」について、倫理委員会による審査と承認を経ていることが研究発表や論文投稿の条件にされ始めた。この動きに呼応して、一般的な疫学研究・臨床研究に関して、「疫学研究に関する倫理指針」（2002年）、「臨床研究に関する倫理指針」（2003年）が作られ、両者を合わせて2014年に「人を対象とする医学系研究に関する倫理指針」として一本化が図られた。さらに2021年6月には医学系指針と「ヒトゲノム・遺伝子解析研究に関する倫理指針」が統合され、「人を対象とする生命科学・医学系研究に関する倫理指針」（以下、「生命・医学系指針」）が施行された。

　これら指針は、ヘルシンキ宣言やベルモント・レポートをもとに定められているが、罰則はない。研究不正に関しては、製薬会社の社員が関わって研究データ改ざんが行われたディオバン事件（2007～2017年）などが国際的に日本の研究水準への信用を落とし、更なる対応が急がれている。製薬企業等から資金提供を受けた医薬品の臨床研究等を対象とする「臨床研究法」が2017年に成立したこと、臨床研究法の対象外の介入（臨床）研究にも努力義務としてこの法律が課されることから、日本における研究倫理と規制は、罰則規定を含む法を課すことで研究不正等を防止するという段階へ入ってきている。

（3）生命・医学系指針における「研究対象者への責任」と「社会への責任」

　図表15-2は生命・医学系指針の基本方針をその意義によって分けたものである。

　倫理審査委員会は、研究対象者のリスクと（本人または社会への）メリットを比較衡量し、安全管理措置としての個人情報保護等を含め、研究対象者への責任と社会への責任を負える研究計画であるかを検討し、研究の公正さと質を確保するために審査する（③、④、⑦、⑧）。

　研究計画において、ICに基づいた参加を担保すること、研究によって本人

図表15-2　生命・医学系指針（2021年施行）の基本方針
（第1章 総則 第1目的及び基本方針）

---

① 社会的及び学術的意義を有する研究を実施すること。　B
② 研究分野の特性に応じた科学的合理性を確保すること。　B
③ 研究により得られる利益及び研究対象者への負担その他の不利益を比較考量すること　AB
④ 独立した公正な立場にある倫理審査委員会の審査を受けること　AB
⑤ 研究対象者への事前の十分な説明を行うとともに、自由な意思に基づく同意を得ること　A
⑥ 社会的に弱い立場にある者への特別な配慮をすること　A
⑦ 研究に利用する個人情報等を適切に管理すること　AB
⑧ 研究の質及び透明性を確保すること　AB

A＝研究対象者への責任　　B＝社会への責任

に心身への害や社会的な不利益をもたらさない配慮をすることは、研究対象者への責任である（⑤、⑥）。

　また学術的な意味や科学的合理性のない研究やFFPなどにより研究費・研究資源の無駄づかいをしないことは、社会への責任である（①、②）。

　研究を行う者は、これらの責任を肝に銘じて研究活動を行わなければならない。以下、A：研究対象者への責任と、B：社会（研究対象者を含む）への責任について具体的に解説する。

3．研究対象者への責任

（1）リスク／ベネフィット評価

　医学研究と聞いて一番思い浮かべやすいのは、患者に新しい（開発中の、あるいは既に認可されている）手技や医薬品、医療機器を用いて経過や予後を調べる研究（介入研究）だろう。介入研究においてはとくに、患者（研究対象者）本人にとって「リスク＜ベネフィット」であると予想されることが倫理的に必要である。患者にとって、その研究のリスクが高く効果が標準的治療（医学的に確立された治療）と同等であることがはっきりしているなら、研究は行うべきではない（標準的治療で十分である）。ちなみに、研究対象者にリスクや侵襲（苦痛など）はあまりないがベネフィットもとくにない、という研究もある（診療

データを解析する観察研究など）。

（2）治療との区別

「他に治療法がなく、治験に参加するしかない」場合、患者（研究対象者）には「研究」であるという認識が欠けることがある。研究者は「これは治療ではない」ということを強調し、不測の有害事象も起こりうる、安全性や有効性を確認するための研究である、という説明をきちんと行わなければならない。しかし、藁にもすがる思いで研究対象者になる患者にとっては、治る可能性があるという期待が大きくなりがちである。

一方、医療者であり研究者という立場では、「目の前の患者のため」というより「将来の患者のため」（あるいは研究の成功のため）に研究に患者を組み入れたいという動機を多かれ少なかれ持ち、都合の悪いことを説明しにくいという場合もある。とくに介入研究では「目の前の患者のため」と「将来の患者（研究の成功）のため」の両立に困難が伴う場合もあるため、医療者（研究者）は自分がどちらの立場で研究対象者に相対しているかを自覚しておく必要がある。

（3）医療者の裁量の制限

研究計画書等に定められた基準や手順（プロトコル）を守らず、医師が治療と同様に自由に変更を行った場合には厳しい判決が出ている。人工心臓の治験プロトコル違反（患者の体格が基準より小さかったのに研究対象者にした）に関する東京地裁判決（平成26［2014］年2月20日・損害賠償請求事件）がその一例である。データの正確性の保証、研究対象者保護の観点から、臨床研究は一定のプロトコルに沿って行われることが重要である。

（4）IC 取得プロセスの三要素

治験・臨床研究に関する民事訴訟では、IC も問題になることが多い。治験の実施時に「治療ではなく研究である」という説明が不備であったと初めて認定された名古屋地裁判決（平成12［2000］年3月24日・損害賠償請求事件）や、標準治療との比較を行う臨床試験に勝手に登録されていたとして IC 取得手続きの不備を認めた名古屋高裁金沢支部判決（平成17［2005］年4月13日・損害賠償請求控訴事件）などが挙げられる。本人の治療やベネフィット以外の目的を持つ臨床研究では、対象者の自発性や任意性が、治療の IC 取得手続きよりも厳格に要求される。

前述のベルモント・レポートでは、IC 取得手順（プロセス）の三要素として「情報、理解、および自発性」が挙げられている。

① **情報（説明）**

　生命・医学系指針第 4 章第 8 の 5 には、研究対象候補者に説明するべき項目が列挙されている。研究の目的、方法、期間やリスク／ベネフィット、同意が撤回できることなどであるが、個々の研究により必要な説明事項は異なる。これらの情報を得て、説明を受けた人は研究に参加するかどうかを検討することになる。

② **理　解**

　医学用語を並べて説明しても、専門外の人が「理解」して判断することはできない。臨床研究参加候補者・代諾者の理解度に関する103件の論文を扱った Tam 他（2015）のレビュー論文では、同意撤回の自由などに関する理解率は75％を超えた一方、プラセボ（偽薬）やランダム化など医学研究に独特の考え方に関する理解率は 5 割程度で、治療との誤解をしている人は 4 割近くいた。

　理解を深めるための説明文書に関する研究も進んでいる。野呂（2016）によると、フォントなどの書式の見やすさに加え、「ショック」など医療者とは異なる意味で患者が理解する可能性がある語彙についても配慮する必要があり、また「服薬期間→薬を飲む期間」など漢語を和語に置き換えることや、Q&A の別紙を作るという工夫によって、説明文書が分かりやすくなり対象者の不安軽減につながるという。

③ **自発性**

　そもそも、適切な IC 取得手続きの成立の前提として、研究対象（候補）者には（法的）同意能力があることと、自発性の問題がある。同意能力のない小児や認知症患者等を対象とする研究は、「インフォームド・アセント」（理解能力に応じた情報提供により、本人が了解すること）や代理決定を必要とする。同意能力のある成人でも、強制や圧迫などのない状況であることが必要である。実例として、韓国の黄禹錫事件（ヒトクローン ES 細胞などの樹立について世界初の成功を発表した黄禹錫教授の一連の論文が全てねつ造であることが2005年に明らかとなった）では ES 細胞を作成するために研究員や難病患者の家族が卵子提供を行っていたが、学位取得や就職先の獲得、家族主義的な文化などが絡み、研究に協

力しなければならないという圧力がはたらいていたとみられる。

（5）包括的同意の問題、プライバシー保護

試料（血液、細胞など）や情報（医療情報、遺伝情報、ライフスタイルに関するデータなど）のみを扱う観察研究では、より多くの人の試料と情報を分析することで疾病の原因などを解明できるが、長期的な試料・情報の収集と蓄積（バンキング）が必要である。そこで、研究インフラとしての「バイオバンク」が世界各地の学術機関で整備されていった。バイオバンクは診療情報などがリンクされた試料の安定的な凍結・集積、管理を担い、試料・情報を利用して数多くの研究が行われている。膨大なバイオバンク協力者を追いかけて、それぞれの研究について IC 取得手続きを行うのは現実的ではないので、多くのバイオバンクでは、協力者から「将来の医学研究のために試料・情報を使っていい」という包括的な同意を得ている。しかし、包括的同意は IC の重要性を脅かす危険性もある。

そもそも検査や治療で患者から採取した試料の余り（残余検体）は、IC 取得なしで研究に利用しても本人や家族には分かりにくいという特異性がある。米国では HeLa 細胞の事件（1951年に病院で採取されたがん細胞が、患者・家族の IC を得ずに増殖され、世界中で研究用に売買されていた）が問題となった。

試料にはゲノム情報も含むことから、バイオバンク協力者の家族も含むプライバシーの問題もある。人を対象とする研究において、個人情報の保護は安全管理措置としてますます重要になっている。

（6）差別・スティグマ、弱者性と研究対象者の保護

観察研究の一種で、環境要因や生活習慣などを含め多くの人々の医療情報を一定期間調べるコホート研究では、研究対象者の人々が地域の歴史に伴う差別への不安を持つこともある。たとえば広島でのがんのコホート研究においては、被爆者が多く住む地域であることへの配慮を欠いたことが問題になった。人文・社会科学の研究であっても、研究対象者への配慮は欠かせない。2011年の東日本大震災の後、多くの分野の研究者が被災者に聞き取り調査などを行い、心身に多大な負担をかける事例もあったと言われる。では、とくに配慮が必要な研究対象者とはどういう人々だろうか。国際医科学団体協議会（CIOMS）が2002年に出した「人を対象とする生物医学研究の国際倫理指針」では、「資力に限りのある集団や地域共同体における研究」（指針10）、「脆弱な人々を対

象とする研究」（指針13）など、具体的な弱者性を伴う研究対象者の取扱いについて述べられている。

　研究対象者の保護とは、IC取得手続きをしていれば何をやってもよいということではない。対象者の選定や研究の内容が倫理的に妥当であることを大前提とするべきである。

4．研究対象者を含めた、社会への責任

（1）研究公正（research integrity）

　ディオバン事件などのFFPを代表とする研究不正行為（scientific misconduct）は、一部の悪い研究者が行った特殊な事件なのだろうか。

　研究費や就職先の獲得、功名心などの動機に加えて、近年は成果主義が強まる中、上司の期待通りの研究にしなければというプレッシャーからFFPに手を染めるというパターンがある。他人の文章などを引用以上にコピペしてレポートを作成することも、学術的な不正の1つである。「皆がやっている」とか「学生のレポートだから大した問題ではない」というのは言い訳であって、不正を悪いと思わない、または後ろめたくともバレなければよい、という考えには違いない。思ったようなデータが出ないが早く論文を提出しなければまずい、先輩に押しつけられただけで別に大した研究ではない——と、色々な理由をつけて、仕事を適当に片付けようとする姿勢もこれと同様である。あからさまなFFPでなくとも、予想外のデータが出た時に「外れ値」としてその症例を除いてしまうという操作は多く行われており、積み重ねると「期待に沿ったデータしか残していない」不正確な研究が出来上がる。

　不正行為の誘因は誰にでもありうる。しかし研究者という職業が特殊なのは、その仕事の影響が人の命や経済活動など社会の広範囲に及ぶ可能性があることである。よって、研究者には社会への責任についての自覚が必要ということになる。

（2）利益相反（conflict of interest）

　生命科学・医学系研究の世界では、「利益相反あり」とは企業からの研究資金の提供を受けていることを意味し、企業に都合のよい研究結果を不正に（データ歪曲などにより）出さないということを確認するものである。2017年に

は、日本呼吸器学会がタバコ関連企業・団体からの研究費で作成された論文を受けつけないと表明した。最近は大学ベンチャーなど研究成果が経済的利益を直接に産む事業に関わる研究者も増えており、研究結果を歪めないように「研究者自身の利益」と「研究対象者の利益」、「企業の利益」また「社会の利益」を鑑みる必要がある。

（3）オーサーシップ（authorship）

研究室の慣習や組織内の力学のため、研究・論文にあまり関わっていない人を「共著者」として並べることがある。これをオーサーシップの問題といい、とくに理系の論文は共著者が多い傾向があるが、最近の国際誌ではそれぞれが論文作成にどんな貢献をしたかについて詳しく説明することが求められるようになっている。たとえ教授の研究費の一部で研究したとしても、内容に貢献していないなら著者には加えず、「謝辞」で収めるべきであるとされる。オーサーシップが厳密になることで、何か問題が起きた時に「内容をよく知らない」と責任逃れをすることなく、「その研究内容を全て把握し、本当に責任を取れる」人だけが著者となることにつながる。

（4）出版バイアス

「期待した結果が出なかった研究」が公表されないことが問題となっている。たとえばAという薬剤がある疾患に効くという結果を期待して研究を行ったが、思うような成果が出なかったので一切発表しなかった場合、「A薬剤はこの疾患には効かない可能性が高い」ことを他の研究者は知らないことになる。そして、また別の研究チームが別の研究費を使って同じ研究を繰り返す、という無駄が生まれる。さらに、「よい結果が出なかった研究」が発表されないということは、「よい結果が出た研究」だけが公表されて、その薬剤が不当に「よい結果が出る」という評価を得ることにもつながりかねない。これを出版バイアスと言う。期待した結果が出なければ失敗の研究という考え方が、科学的な正確性を歪めているという一例である。

（5）デュアルユース、産業科学技術スパイ

近年、米国国防省や日本の防衛省から軍事目的の研究を行うための研究資金提供が行われている。日本の多くの大学ではこれらの研究資金への応募を認めないと宣言しているが、国による大学の運営費交付金が減額されている現在、

出どころは問わず研究費が欲しいという研究者もいるだろう。また、疾患を持つ人のための技術研究が軍事に転用されることもある。たとえば、ALS（筋萎縮性側索硬化症）などで運動機能障害を持った人のための「脳血流でパソコンなどを操作できる」ブレイン・マシン・インターフェースは、遠隔操作で敵地を攻撃するためのマシンにも転換可能である。逆に、GPSなど、軍事用として開発された技術が民生用として便利に使われ始めることもある。これを「デュアルユース」と言う。科学者は「便利にすること」「人を助けること」を考えて研究することが多いのだが、社会状況などによってはそれが人を殺す道具に変わることもありうる。

また国際競争の激しい分野では、留学生や研究者が産業科学技術スパイとして逮捕・指名手配された例もある。自分の研究でできたものだからと思って黙って試料や資料を持って帰国すると、泥棒かつ留学先を裏切ったスパイということになりかねない。

「研究者は社会のことを知らない」では済まされず、平穏な研究環境を守るためには、絶えず国際関係を含む社会情勢に気を配る必要があるのである。

■ おわりに

本章では主に人を対象とする医学研究に関する議論や規制について取り上げたが、昨今は文系の研究でも倫理的な観点が必要とされ、理工学系の技術者倫理には多くの書籍がある。動物を対象とする基礎研究などは、環境倫理や動物倫理という観点で議論されている。

「倫理は研究のブレーキではなくハンドル」とも言われる。ハンドルなしで運転したい人は研究を行うべきではなく、正しい目的地にたどり着くために、倫理を学ぶことが必要なのである。

〈問と応答〉

① 企業におけるサプリメントの開発

> あなたは、健康食品や化粧品を扱っている企業で働いている。会社では肥満に効くというサプリメントを開発し、数百人のBMI25以上の成人ボランティアを対象に投与しているが、数ヶ月経ってもプラセボ群との有意な差が出てこない。サプリメント

の開発がうまくいかなければ会社の損失は大きく、経営に影響する可能性さえある。上司からも成果を上げろと怒鳴られ続け、毎日プレッシャーを受けているため、何とか「このサプリで劇的に痩せた」人のデータを集めて宣伝につなげなければならない。そこであなたは、そもそも投与前の研究対象者の体重の数値を全体的に少し上に設定していれば、体重減少量を多く見せかけられることを思いついた。データの変更は表計算ソフトで簡単にできる。誰も数値の変更に気づかないだろう。変更を行うか、行わないか。

[A]　このサプリメントは効くはずで今のデータがおかしい。ほんの少しのデータ変更であるし、誰にも迷惑はかからない。どうせ説明書には「効果には個人差があります」と書くのだから、消費者から文句を言われる筋合いもない。穏便に済むように、上司にも言わないでデータ変更する。

[B]　データ変更を行って、もしバレたら社内で責任問題になる可能性もある。しかし一流企業なので辞めたくない。上司もよいデータを望んでいるのだから、上司を巻き込んで、バレたときのための保険をかける。

[C]　数値の変更は改ざんであるからやっぱりできない。別の研究対象者を募集したら成功するかもしれない。10kg減量した研究対象者に報奨金を出すことも考えられる。体重が増えた人は外れ値にしてもいい。必要なデータが出るまで研究期間を延長することを上司に提案してみる。

[D]　思ったようなデータが出ないということは、このサプリの開発は失敗だったのだろうと思う。辞めさせられるのを覚悟して、「このサプリは開発・販売を諦めるべき」「他の、望みがありそうな製品開発にシフトするべき」と上司に提案する。上司がそれを受け入れないならその程度の会社だし、無理にデータを揃えて発売するなら内部告発も視野に入れて準備する。

②　包括的同意で遺伝子解析を含む研究を認めるか

　カルテ情報と残余検体のタンパク質の分析を行う疫学研究の計画変更で、遺伝子解析を足すという倫理審査申請が行われた。生活習慣要因に加えて遺伝要因の疑いがあると最近米国チームが発表した心臓疾患を調べる。「健康診断の残余検体（血液）を、この大学病院の将来の研究に使う」という包括的同意は取っている。また、疾患に関する遺伝子解析の結果は患者に個別に知らせないという研究計画である。あなたが倫理審査委員であったら、この研究を承認するか。

[A]　いちいち同意を取られる方も面倒だろうから、包括的同意があるのなら、遺伝子

解析も行ってよい。数千人の研究対象者には現住所が分からない人もいるので結果も
知らせないでよい。無条件承認。

[B]　遺伝子解析はプライバシーにもつながるので、このIC取得手続きの説明内容では
不十分。IC説明文書を改訂し、個別に研究参加に関する同意を取るべき。同時に、遺
伝子解析の結果を知りたいかどうか尋ねるべき。

[C]　遺伝子解析をされたくない人の参加拒否を受け付けると広報する。遺伝性の疑い
がある疾患なら家族への影響もある上、カウンセリングなどを行う研究費はないの
で、安易に結果を返却するべきではない。

[D]　海外で研究が行われて結果が出ているなら、改めて日本でやる意味がない研究で
ある。遺伝子解析は研究費の無駄になるので、カルテ情報解析だけの研究にとどめる
べき。

〈参考文献〉

井野邊陽『理系のための法律入門——デキる社会人に不可欠な知識と倫理　第二版』講談
社、2016

井上悠輔・一家綱邦編『医学研究・臨床試験の倫理——わが国の事例に学ぶ』日本評論社、
2018

奥田純一郎・深尾立編『製薬と日本社会——創薬研究の倫理と法（ライフサイエンスと法
政策）』ぎょうせい、2020

黒木登志夫『研究不正——科学者の捏造、改竄、盗用』中央公論新社、2016

笹栗俊之・武藤香織（責任編集）『シリーズ生命倫理学　第15巻　医学研究』丸善出版、
2012

野呂幾久子「インフォームド・コンセントのための説明文書のわかりやすさ」『薬理と治
療』44巻8号、1135-1138頁、2016

渕上恭子『バイオ・コリアと女性の身体——ヒトクローンES細胞研究「卵子提供」の内
幕』勁草書房、2009

眞嶋俊造他編『人文・社会科学のための研究倫理ガイドブック』慶應義塾大学出版会、
2015

松井健志「臨床研究の倫理（研究倫理）についての基本的考え方」『医学のあゆみ』246巻8
号、529-534頁、2013

Tam, N. T. et al., "Participants' understanding of informed consent in clinical trials over
three decades: systematic review and meta-analysis," *Bulletin of the World Health
Organization*, 93(3), 186-98, 2015

第16章 | 医療と人権

大北　全俊

■ はじめに

　医療において人権が問題となるそのなり方は、いくつかの種類に区別して考えることができる。たとえば、世界人権宣言の25条１項の「健康のために医療を享受する権利」のように、人権の１つとして医療へのアクセスを保障することが問われる場合もあれば、医療現場での差別的な治療拒否や虐待など人権侵害が問題とされる場合もある。

　もっとも医療が生命・身体に関わることがらである以上、医療と人権との関わりは不可分のものであり、医療・生命倫理に関わるあらゆる事象、たとえば安楽死・尊厳死といった中心的なテーマも個人の自己決定にかかわることとして人権に基づき論じることも可能である。医療という営みが深く人の生存・生活に関わるものであると同時に、人権という概念が非常に広範な諸権利を含みうるからである。

　ここでは、まず人権概念の意味について概観したのち、医療・公衆衛生において人権の保障・侵害が問われる事象について確認する。

１．人権について──その歴史とおおよその定義

　人権とは、その英語の human rights に見られるように、複数の権利（rights）からなり、その定義や権利の範囲は定まっていない。それは人権という概念が長い時間をかけてその時々の社会状況に応じて形成されてきたことにもよる。

　現代のような「人が生まれながらにしてもつもの」という人権の思想は、主にアメリカ独立戦争時の「ヴァージニア憲法」「独立宣言」（1776年）、フランス革命時の「人権宣言（人および市民の権利宣言）」（1789年）などを先駆として明文化されたといわれている。当初、保障されるべき人権は、主に国家の不干渉を求める「自由権」を中心としていた。

　しかし19世紀から20世紀にかけて経済活動をはじめとする自由の保障のみで

は人々の生存を保障できないことが明らかとなってきた。20世紀に入り、すべての人に人間たるに値する生活を保障することを目的とする「社会権」という考えが広まり始めた。国家は個人の自由の保障と同時に、人間らしい生活を保障するべく社会保障の整備など積極的に関与することが求められるようになった。現在に至る社会福祉国家の誕生である。

　その後、第二次世界大戦の反省を受け、人権の保障を国家の枠を超えて国際的に確保する動きが生まれた。世界平和の維持のため設立された国際連合は「人権と基本的自由」（国連憲章１条３項）の保障を目的の１つとしている。同時に保障されるべき人権の内容をある程度国際的に標準化する動きも生まれた。その嚆矢が冒頭に記した「世界人権宣言」（1948年）である。その後、法的拘束力のある条約として「経済的、社会的及び文化的権利に関する国際規約」（社会権規約）と「市民的及び政治的権利に関する国際規約」（自由権規約）が1966年に成立し、日本を含め多くの国が加盟している。

　上記のような歴史を経て形成されてきた人権の意味するところについて、憲法学者・佐藤幸治は以下のように記述している。「『人権』なる観念は、人間がただ人間であるということに基づいて当然に権利を有するという考え方である。この考え方は、一人ひとりの人間が尊厳なる存在であるという自覚に立脚するものであり、価値の究極の担い手は民族とか国家といった集団ないし全体ではなく個々の人間であり、全体はむしろ基本的に個々の人間のためにのみその存在意義が承認されるとするいわゆる個人主義の思想を基盤とするものである。」

　このように、近代以降にその発展を見た人権の思想は、尊厳と価値の究極の担い手を「個人」にのみ求めるところにある。そして、個人の有する人権を保障し、またそれを侵害するような要因（主に社会的状況に求められる）を取り除く責任を主に国家が担うことを求める。第二次世界大戦以降は、国家が果たすべき責任を国際的に協調して監視するというシステムが形成されてきた。「人権」という概念は、文化的多様性との緊張関係をはらみつつ、また権利内容の範囲の拡大とともにその実効性への懐疑をはらみつつ、差別等の社会的不正義を告発する概念として未だに、あるいは今後さらに力を持ちうるものと考えられている。

２．人権と医療について

　次に人権と医療との関わりについて、人権の社会権的要素と自由権的要素に大別して概観する。もっとも人権という概念はより包括的な用いられ方をするため、上記の両要素に組み込みがたいものもその他として概観する。

（１）社会権的要素との関わりについて

　医療と人権の社会権的要素との関わりという点では、世界人権宣言の25条や世界保健機関（World Health Organization：WHO）憲章（1946年）にあるように、人が人間らしい生活を送る上で、健康を享受する権利が挙げられる。世界人権宣言第25条第１項では、「すべての人は、衣食住、医療および必要な社会的サービスを含め、自己および自己の家族の健康と福利（well-being）のために十分な生活水準を享受する権利をもち、かつ、失業、疾病、障害、配偶者の喪失、老齢、または不可抗力によりその他の生活能力を喪失した場合に、保障を受ける権利を持つ」とある。WHO憲章の「健康の定義と健康への権利」には、「健康とは、身体的、精神的および社会的に完全に満たされた状態（well-being）であり、単に疾病又は病弱の存在しないことではない。到達可能な最も高い健康水準を享受することは、人種、宗教、政治信条、経済的あるいは社会的条件によって区別されることのないすべての人間の基本的権利の一つである」とある。

（２）自由権的要素との関わりについて

　医療と人権の自由権的要素との関わりとしては、個人の移動の自由やプライバシーの権利と医療・公衆衛生とが衝突する場合などが挙げられる。

　代表的なものとして、感染症対策のための「隔離」が挙げられる。また、感染症に関わる問題として、患者のプライバシーの保護と第三者保護とが衝突する場合もある。医療者には、治療の機会に患者より入手した情報を第三者に漏らしてはいけないという守秘義務が課せられており、古くはヒポクラテスの誓いにも記載が残っている。しかし、HIVなどの感染症の患者と接触があり、すでに感染しているかあるいは今後感染する可能性の高い人に、感染リスクについて伝えることを患者自身が拒んだ場合、医療者は患者への守秘義務と感染リスクのある第三者の保護とのジレンマに立たされる。このような場合に患者のプライバシーの権利を制限し、守秘義務の解除が許容されるとする議論があ

る。たとえば、バーナード・ロウは、守秘義務を解除することが正当化される可能性のある場合として以下のような要件を挙げている。

・第三者の潜在的危害が重大である

・危害の及ぶ見込みが高い

・危険にさらされている人に警告するあるいは保護するための方法が他にない

・守秘義務を解除することで危害が避けられる

・守秘義務解除によって患者が被る害が最小限に抑えられるように配慮されている

　ちなみに、精神疾患に関する米国の事例で、医療者側に守秘義務を解除して第三者に通知する「警告義務」があったとする判決がある（タラソフ判決 1976年）。

　また、精神科医療は、「措置入院」などに代表されるように医療が患者に対する強制力をもちうる場合があり、医療と人権との関わりが鋭く問われる領域である。

（3）医療そのものが人権を脅かす可能性をもつということ

　医療は常になんらかの侵襲性を伴うものであるが、避けるべき危害を過失で、また時には故意に人々に与えてしまうことがある。

① 医療が患者に危害を与える場合

　たとえば、精神科医療において、医療者による患者への虐待などが事件化したこともある（宇都宮病院事件、大和川病院事件など）。虐待を行った医療者や医療機関の責任はもちろん追及されなければならないが、精神科患者のおかれている脆弱さには、精神科医療の制度的な、さらには精神疾患・障害に対する社会的な受け入れに関する問題が前提にあり、単に個別的な処罰のみでは解決しえない問題であるだろう。

　故意ではなく過失によって患者に危害を与える医療事故にも様々なものがある。なかにはその発生について個人的な注意力の喚起だけでは避けがたい構造的なものがあることが指摘されている。

　また「薬害」も避けられるべき危害としてその根絶が訴えられているが、医

療のみならず製薬企業、薬事行政などを含む構造的な問題が常に指摘されている（スモン薬害、薬害エイズなど）。

② 医療が差別的政策に荷担する場合

　より本質的に医療というものが内包する人権侵害の危うさにも注意を向ける必要があるだろう。たとえば、ハンセン病の隔離政策や優生保護法のもとでの断種手術（優生保護法下では「優生手術」）など、差別的な政策に荷担してきた歴史を持つ。また昨今の遺伝子技術の進展によって、「リベラル優生学」など個人による優生学的選択を現実化させる可能性もある。

③ 医学研究：知識を得るための「手段」としての被験者

　医学研究なしに医療およびその進展はありえず、臨床応用のためにはいずれ人を対象とした研究（人体実験）を実施せざるをえない。第二次世界大戦時のナチス・ドイツや日本による非人道的な人体実験の例（731部隊、九州帝国大学生体解剖事件）ばかりではなく、人を対象として研究する際には、被験者を医学的知識の取得のための「手段」として扱わざるを得ない。ここに医学研究そのものが内包する人権侵害の危うさがある。

　以上のように、人権と医療とのかかわりは多岐にわたる。以下では、それらのうち「健康への権利」と「公害」を取り上げる。

3．「健康への権利」の意味するもの

（1）「健康への権利」、「健康の社会的決定要因」そして「健康格差」への取り組み

　主に第二次世界大戦以降、社会福祉国家の広まりとともに国内外で医療を含む社会保障を享受することが人権の一部とみなされるようになってきた。もっとも、「健康への権利」としてどういったことまで含まれるのかその内容については議論に幅があり、名ばかりが先行し実態が伴っているとはおよそ言いがたい状況ではある。しかし、世界人権宣言25条１項やWHO憲章にうたわれた、あらゆる人に健康への権利が保障されるべきという理念は、より現実的な政策に結びつくように深化してきた側面も否定できない。

　そうしたなか、次第に健康を享受するにあたり社会が個々人の健康に与える影響に目が向くようになる。たとえば、誰もが望めば健康的な生活を送ることができるように社会環境そのものを整えることを視野に入れた「ヘルス・プロ

モーション」の理念が、WHO による「オタワ憲章」（1986年）などで提唱される。ヘルス・プロモーションは「人々が自らの健康をコントロールする力を増し、改善することができるようにするプロセス」と定義づけられ、さらに健康を可能とする必要条件を列挙し、その条件の改善が求められている。その条件としては下記のものが挙げられている。

- ・平和
- ・シェルター（避難・保護施設）
- ・教育
- ・食料
- ・収入
- ・安定したエコシステム
- ・持続可能な資源
- ・社会正義、そして公平性

このように、すべての人が健康を享受する権利を持つこと、その実現のために求められる社会的な条件があること、それらが明確化されることと並行して、個々人が健康を享受することを阻害する社会的要因に目が向けられるようになってきた。高所得国と低所得国といった南北格差のみならず、一国内においても様々な社会経済的状況と個々人の健康状態との間に相関が見られることが知られるようになってきた。

主にイギリスをはじめとするヨーロッパで1990年代より「健康の社会的決定要因」という概念のもとに研究が進められ、数多くの社会的要因と人々の健康状態の相関関係、つまりは社会的要因による「健康格差」の発生が報告されるようになった。たとえば、ヨーロッパの多くの国で、学歴と虚血性心疾患や脳卒中による死亡率との相関が見られ、高学歴の人に比べ低学歴の人の死亡率が有意に高いことが示された。国や地域によって差異はあるものの、上記のような学歴を始め、性別、所得、職業歴と健康状態との相関が数多く報告されている。

それらの研究は1998年、相応の科学的根拠を持つものとして WHO により「健康の社会的決定要因：確固たる事実」という報告にまとめられた。2005年

に同じく WHO に「健康の社会的決定要因に関する委員会」が設置され、2008年に報告書の提示、そして2009年に「健康の社会的決定要因へのアクションを通じた健康格差の縮小」を提言する WHO 総会決議がまとめられた。

　以上のような研究報告や WHO の提言の存在をもとに、国や地域によってばらつきはあるとはいえ、健康格差への取り組みが進められてきていると言えるだろう。ヨーロッパでは1991年に、WHO ヨーロッパ地域委員会が、国内の諸集団間の健康格差を少なくとも25％削減することを目標に掲げており、それをもとにヨーロッパ各国で取り組みが進められている。

　日本でも、2010年に厚生労働省が「平成22年国民健康・栄養調査」で初めて所得による生活習慣の違いについて発表した。世帯の所得が600万円以上の世帯と比べて、200万円未満、200万円以上～600万円未満の世帯員は、女性の肥満者、朝食欠食者、運動習慣のない人、現在習慣的に喫煙している人の割合が高く、野菜の摂取量が少ないことが報告された。こういった報告や国際的な健康格差対策の動きを受けて、日本の中心的なヘルス・プロモーション対策である「健康日本21」でも、その第二次改正（2012年）で「健康格差の縮小」が提示されるに至った。しかし、未だ日本の健康格差対策は、格差の測定が都道府県格差に留まっており、今後のさらなる進展が課題とされている。

（2）疾病や障害に「脆弱な人々」の存在

　「健康を享受する権利」としての人権という理念は、その普遍性ゆえにすべての人が健康を享受することを掲げるに至り、同時にその享受を阻害している社会的要因への対策を促すようになった。

　現在の健康格差対策において主に取り上げられているのは社会的要因と生活習慣、ひいては生活習慣に起因するとされる高血圧などの慢性疾患への対策である。しかし、疾病罹患の社会的な要因に目を向け、人権に基づく取り組みの必要性を世界的に認識させるに至った疾患としてここでは HIV 感染症を取り上げる。

　HIV 感染症とは、HIV（ヒト免疫不全ウイルス：human immunodeficiency virus）に感染することで免疫力の低下を招き、自然に経過すれば複数の日和見感染症による AIDS（後天性免疫不全症候群：acquired immunodeficiency syndrome）発症、そして死に至りうる疾患である。もっとも、現在は治療技術が進歩し、根

治は難しいが、多くの場合、感染前と変わらない生活を送ることができる。HIV 感染症はウイルスによる感染症であり、当然のことながら感染は人を選ぶものではない。しかし、特定の社会的状況にある人々に感染が集中する傾向をもつ。HIV は血液および血液由来の体液によって感染がおこり、性行為をはじめ注射器の共有による血液感染そして母子感染が主な感染経路である。このような感染経路と社会的な構造と相まって、世界的な傾向として特定の人々、たとえば、女性、男性と性行為をする男性（MSM：Men who have sex with men）、トランスジェンダー、セックス・ワーカー（性産業従事者）、薬物使用者、移民や貧困層に感染がより多く発生している。このように感染の可能性のある行為への暴露および感染予防へのアクセスの困難さといった、HIV 感染症に「脆弱な人々（vulnerable populations）」の存在が HIV 感染症対策を通して明らかになってきた。従来から存在する社会的差別やスティグマの存在と HIV 感染症の発生がリンクしているという視点、そしてそのような社会構造への配慮と取り組みが HIV 感染症対策には不可欠であるという視点を、人権概念が下支えしてきた。また、HIV 陽性者への差別に対しても、より厳重なプライバシーの保護といった人権上の配慮が不可欠であることが対策を進めていくなかで認識されるようになってきた。

　上記の動きの代表的なものとして、国連エイズ合同計画（Joint United Nations Programme on HIV/AIDS：UNAIDS）などによる「HIV/AIDS と人権国際ガイドライン」（1996、2002年改定）の策定があげられるだろう。また、HIV 感染症対策に人権の理念がもたらした影響としては、陽性者などによる高額な治療薬への普遍的なアクセスを求める運動の理念的な根拠となったこと、またそれらの運動を受けて、治療と予防への普遍的なアクセスを訴える国連での政治宣言（2006年など）の基礎となったことを忘れるべきではないだろう。

　また、人権概念をもとにした HIV 感染症対策は、現存する社会構造や社会規範と衝突せざるを得ない場合がある。たとえば、薬物使用者の間での HIV 感染拡大は主に注射器の共有によって生じる。その対策として、感染拡大防止という公衆衛生のニーズと、薬物使用者の感染予防という人権に基づく要請から、薬物使用者に個人で使用可能な注射器を配布するといった取り組み（ハーム・リダクション）が世界的に実施されている。他にも、売春を犯罪とすること

こそが、セックス・ワーカーを感染に脆弱にしている要因であるとして、UNAIDSなどはその非犯罪化を訴える。また注射器の交換や売春の非犯罪化といった対策については、その予防効果が疫学調査によって根拠づけられてもいる。このように、「個人」の健康への権利を最も優先するべきものとして訴える人権概念は、科学的根拠に基づきながら、鋭く社会的慣習や規範と衝突することがある。

4.「公害」について

　続いて日本での医療および社会構造と人権の関わりについて考察するために、公害病として知られている水俣病について概観する。

　水俣病とは、熊本県水俣市にある化学工業の企業である「チッソ」(事件発生時は「新日本窒素」)から排出されていた有機水銀により、不知火海の魚介類が汚染され、それらを食していた沿岸部住民が多く有機水銀中毒に罹患したものである。水俣病の正式発見の日は、1956年5月1日とされている(新日本窒素水俣工場附属病院を5歳の女児がのちに水俣病と同定される症状で受診した日)。その日以降、とくに不知火海沿岸の漁業を生業とする地域から、数多くの中毒症状患者が報告されるようになった。

　チッソが水俣市に工場を構えたのは1908年、その後第二次世界大戦の敗戦により朝鮮半島などの拠点を失ったことにより水俣市を拠点とする。戦後復興、経済発展を担う企業として、社会的にもまた政治的にも重要視されていた。そのような背景のもと、主に漁業を生業とする地域から多くの患者が発生し始めた。

　1957年2月には熊本大学医学部水俣病研究班が、疫学調査により、工場から排水中の物質による中毒である可能性を指摘し漁獲禁止の勧告を行った。しかし、工場側も、また行政も原因物質不明として対策を実施しなかった。その後、病理解剖の結果、改めて有機水銀中毒であること、患者の体内から高濃度の水銀が検出されたことなど原因物質を突き止め、1959年11月に同研究班が上記事実を厚生省(当時)に報告する。しかし厚生省は、食品衛生法の適用を認めなかったため、不知火海の漁獲品は消費され続け、また工場の排水も継続されたままとなった。むしろ、工場排水の停止を求める住民を警察が逮捕すると

いう事件が発生している。

　1959年12月、原因物質の特定を受けて、チッソは熊本県知事立ち会いのもと、患者たちと見舞金契約を締結する。しかし、この契約は、金額が患者たちの要求におよそ及ばない点と、今後継続して問題となる認定制度が導入された点など多くの問題が指摘された。この見舞金契約は、後の裁判において公序良俗に反するものとして無効とされている（1973年）。

　その後、新潟県の阿賀野川下流域で発生した同様の有機水銀中毒患者の発生が大きく問題として取り上げられ、原因物質を排出していた昭和電工に対して訴訟がおこされた（1965年）。この新潟の動きと連携するなか、1968年9月に政府が公式に水俣病を公害と認定した。患者発見の1956年から12年、原因物質を厚生省に報告した1959年から7年後である。その後、水俣病患者らはチッソを相手とする損害賠償訴訟をおこし（1969年）、1973年に熊本地裁にて患者側の全面勝訴となった。しかしその後も救済の範囲をめぐり行政側の厳格化の動きなどもあり、裁判は長期化する。

　水俣病の経緯を概観してみると、産業振興を後ろ盾に、排水など安全性への対策をないがしろにしていたことはもとより、その汚染のリスクがいわば周縁地域の住民に集中するような構造を有していること、また病気発生報告後の企業や行政の対応の遅れ、救済措置の不十分さといった一連の問題を指摘することができる。水俣病の実態の解明や救済に深く関わった医師・原田正純は「公害が起こって差別が起こるのではなく、差別のあるところ（人権が軽視されているところ）に公害が起こるという事実」を指摘している。また被害住民に差別的であったのは企業や行政ばかりではない。水俣市民もチッソとの関わりゆえに二分され対立が生じるなど、地域住民の間でも社会的な差別が発生していた。

　また、医療との関わりで留意しておくべきことは「認定制度」における医療のもつ意味である。水俣病の解明、原因物質の特定、胎児性水俣病の発見など、医療は水俣病解決、救済にとって不可欠な役割を果たした。しかしながら、同時に、医学的に水俣病であると「認定」されたものしか救済金の支給対象とならないとする認定制度により、救済されるか否かのふるいの役割を医療が担うこととなった。認定の基準とされる水俣病の病像が実態に即していない

硬直的なものであるという指摘もある。医療は、その動き次第では、逆説的に被害住民を救済から遠ざけることに荷担することとなる。何らかの社会的対立が起きているとき、よく中立の立場にたつべきということが言われることがある。この点について原田は、水俣病のように圧倒的な権力と脆弱な住民とが対立している場合、中立の立場をとるということはその力の不均衡ゆえに自ずと権力側に立つことになることを指摘している（NHK・ETV特集「水俣病と生きる——医師・原田正純の50年」2010年5月16日より）。

　このように、公害など社会構造と深く関連性のある疾病について、医療・公衆衛生はどのように向き合うのか、その動き次第では、その被害を被る人たちの人権を保障することにも、あるいは抑圧することにもなりうる。

■ おわりに

　人権という言葉を知らない人はおそらくいないが、その意味するところを明確に答えることは難しい。それはその理念がもつ内容に現実が追いついていないことも多く、名ばかりとなっていることも要因の1つかもしれない。しかし、たとえ名ばかりではあっても人々が固有に持つべき権利としてどのようなものが主張されてきたのかということを確認することは、現状の不正義に対する告発に耳を傾けることを意味する。そのような告発の機能はまさに人権概念がもつ重要な役割といえる。

〈問と応答〉

① ハーム・リダクションと法規範との衝突について

> 　日本国内のある地方都市で、たった一年間で200名にのぼるHIV感染者の報告があった。それまでは年間に数名ほどしか報告されていなかった。感染経路を調べてみると、貧困層を中心に覚醒剤などの薬物が広まっており、グループで注射器を共有していたため感染が短期間で拡大したとのことであった。日本国内の他の地域でも同様の感染拡大が発生する可能性があるため、厚労省は未使用の注射器を薬物使用者に渡すといったハーム・リダクションの実施を検討し始めた。厚労省は実施すべきだろうか。

[A]　実施すべきである。現在の法規範で違法とされている薬物を使用しているとはい

え、使用者の人権に基づく健康への権利（HIV 感染症のリスクから守られる権利）と HIV 感染症の拡大予防という公衆衛生上のニーズを満たすことが先決である。またその予防効果も世界的な疫学調査等で実証されている。

[B]　実施すべきではない。覚醒剤は法で禁じられているものであり、注射器の配布といったハーム・リダクションの措置は違法とされている薬物使用を公に助長するようなものである。たとえ公衆衛生上の効果が期待されるとしても、法規範を維持することも重要な社会的価値であり、また犯罪を犯したものを適切に処罰することは人権に抵触するものではない。

[C]　違法薬物の取り締まりを強化するべきである。違法薬物の取り締まりという現在の法規範を維持しつつ、注射針の共有による感染拡大を防ぐという公衆衛生上の目的を果たすためには、違法薬物使用そのものの取り締まりを強化して使用数そのものの減少を目指すべきである。

②　プライバシーの権利と守秘義務の解除

> 　精神科のクリニックに、中学生 X さんが親に連れられて来院した。以前より家庭内で X さんによる暴力があったが、ここ最近動物などを殺傷するようになり、暴力性がエスカレートしているとのことだった。通院している間に、X さんは人を殺害する意思があることを話すようになり、同級生を殺害したいと言うようになった。医師は、X さんの他者に対する危害の意思について、児童相談所や警察、学校などに知らせるべきか両親と話し合ったが、両親は黙っておいて欲しいという。医師はどうすべきだろうか。

[A]　守秘義務を維持するべきである。X さんが診療を続けていくためにも、また医療への社会的信頼を維持するためにも、守秘義務は守られなければならない。特に社会的な偏見にさらされやすい精神科医療では、守秘義務はより厳格に守られなければならない。殺害の意思は未だ曖昧でありリスクも明確ではない。

[B]　守秘義務を解除して、X さんの意思などについて、関係する機関に知らせておくべきである。X さんの身の回りの人は重大なリスクにさらされているのであり、一刻も早く必要な対策がとられるべきである。守秘義務の解除は十分正当化される。

[C]　X さんの両親と必要な対応に関する話し合いを継続する。改めて現在の X さんの状況について両親と話し合い、必要な対策を検討する。やはり対策が必要となれば、どの機関まで相談するか、氏名などの公開までするかなど、合意できる範囲の守秘義務の解除について話し合いを通して決める。

〈参考文献〉

石牟礼道子『苦海浄土——わが水俣病　新装版』講談社、2004

近藤克則『健康格差社会への処方箋』医学書院、2017

佐藤幸治『憲法　新版』青林書院、1990

島本慈子『砂時計のなかで——薬害エイズ・HIV 訴訟の全記録』河出書房新社、1997

杉原泰雄『岩波市民大学　人間の歴史を考える 7　人権の歴史』岩波書店、1992

ダニエルズ、ノーマン他『健康格差と正義——公衆衛生に挑むロールズ哲学』児玉聡監訳、
　　勁草書房、2008

原田正純「公害病と人権侵害」池田典昭・加藤良夫（責任編集）『シリーズ生命倫理学　第
　　18巻　医療事故と医療人権侵害』丸善出版、2012

ピオット、ピーター『No Time To Lose——エボラとエイズと国際政治』宮田一雄他訳、
　　慶應義塾大学出版会、2015

横藤田誠・中坂恵美子『人権入門——憲法／人権／マイノリティ　第 3 版』法律文化社、
　　2017

ロウ、バーナード『医療の倫理ジレンマ——解決への手引き』北野喜良他訳、西村書店、
　　2003

▼事項索引

▼人名索引

Horitsu Bunka Sha

テキストブック生命倫理〔第2版〕

2018年1月25日　初　版第1刷発行
2022年1月20日　第2版第1刷発行
2023年1月20日　第2版第2刷発行

編　者　霜田　求
しもだ　もとむ

発行者　畑　　光

発行所　株式会社　法律文化社

〒603-8053
京都市北区上賀茂岩ヶ垣内町71
電話 075(791)7131　FAX 075(721)8400
https://www.hou-bun.com/

印刷：亜細亜印刷㈱／製本：㈱藤沢製本
装幀：仁井谷伴子

ISBN 978-4-589-04189-0

葛生栄二郎・河見 誠・伊佐智子著〔HBB⁺〕 # いのちの法と倫理〔新版〕 四六判・290頁・2860円	現代リベラリズムとは一線を画し、いのちの尊重と人間の尊厳の観点から「いのち」の問題を考える。人工生殖、クローン、人工妊娠中絶、医療の法と倫理、安楽死・尊厳死、脳死・臓器移植につき、90年以降今日までの経過をふまえ解説。
村岡 潔・山本克司編著 # 医療・看護に携わる人のための # 人権・倫理読本 Ａ５判・182頁・2530円	医療現場で生じる人権や倫理に関する問題に対応することができるように法学・医学・看護学等の基礎知識をわかりやすく解説。キーワードや図、事例を用いて、知識やポイントをつかめるよう工夫。ケース・スタディ編では応用問題を考える。
田内義彦・長嶺幸子・松家次朗著 # 薬剤師になる人のための # 生命倫理と社会薬学 Ａ５判・228頁・3080円	改正モデル・コアカリキュラム（主にＡ基本事項、Ｂ薬学と社会）に即したテキスト。医療人としての薬剤師業務を効果的かつ倫理的に行う際に必要な知識を具体的に説明する。各章に学習目標とキーワード、設問を付す。
葛生栄二郎著 # ケアと尊厳の倫理 Ａ５判・216頁・3080円	〈ケアとは相手に注意・関心をもつこと〉。人間の尊厳とは何かという考察をもとに、ケアの本質を探り、人間の最も本源的な関係であるケアリング関係の重要性を説く。〈正義〉とケアの関係にも論及。
久塚純一・長沼建一郎・森田慎二郎編 # 医療・福祉を学ぶ人のための # 法学入門 Ａ５判・258頁・2640円	医療・福祉の職をめざしている人を対象とした法学入門書。医療・福祉の現場でおこる事例を概説のなかで取りあげ、臨場感をもって習得できるようにした。国家試験の出題基準および過去問題から学習すべき項目を厳選。
川西 譲・川西絵理著 # 医療法律相談室 —医療現場の悩みに答える— Ａ５判・240頁・2750円	医療現場を熟知する弁護士が患者とのトラブルや医療事故・倫理問題に対応するための法的根拠と、結論に至る考え方を解説。各章冒頭の問いに答える形で具体的に叙述し、各章末に「要約とポイント」や「キーワード解説」を付す。

————————— 法律文化社 —————————

表示価格は消費税10％を含んだ価格です